U0336282

祛结节 养脾胃 抗炎症

黄汉源 刘宝胤 编著

天津出版传媒集团

天津科学技术出版社

图书在版编目（CIP）数据

祛结节　养脾胃　抗炎症 / 黄汉源，刘宝胤编著 .
天津：天津科学技术出版社，2024. 10. --ISBN 978-7-
5742-2485-8

Ⅰ . R173

中国国家版本馆 CIP 数据核字第 20246YL690 号

祛结节　养脾胃　抗炎症
QUJIEJIE YANGPIWEI KANGYANZHENG
责任编辑：房　芳
责任印制：赵宇伦

出　　版：<u>天津出版传媒集团
天津科学技术出版社</u>

地　　址：天津市西康路 35 号
邮　　编：300051
电　　话：（022）23332397
网　　址：www.tjkjcbs.com.cn
发　　行：新华书店经销
印　　刷：嘉业印刷（天津）有限公司

开本 880×1230　1/32　印张 8.125　字数 128 000
2024年10月第1版第1次印刷
定价：68.00元

主编

黄汉源 (1932—2023)

主任医师、教授，享受国务院特殊津贴；北京协和医院乳腺外科奠基人；北京协和医院乳腺外科教授、首席专家；北京当代医院终身名誉院长；北京当代乳腺医学研究院院长。

黄汉源教授生前组建北京当代医院黄汉源乳腺专家团，其团队全体成员致力于乳腺疾病的研究与治疗，积极参与预防乳腺疾病知识的宣讲与传播。在黄汉源教授的带领下，其团队先后攻克了浆细胞性乳腺炎、肉芽肿性乳腺炎等多方面的乳腺类疑难杂症。

黄汉源乳腺专家团成员：史晓光、宋福印、林华、刘宝胤。

黄汉源乳腺专家团擅长乳腺疾病的手术及中医治疗、乳腺肿瘤的保乳手术治疗、乳腺癌改良根治、乳腺整形及再造手术、乳腺疾病的系统治疗、乳腺肿瘤的微创手术、非哺乳期乳腺炎的整体治疗等；尤其在浆细胞乳腺炎、肉芽肿性乳腺炎等乳腺类疑难杂症的根治上有着极其丰富的经验。

主编

刘宝胤

北京中日友好医院普外科副主任医师、外科学博士。2001 年开始从事普外科工作，2013 年获国家奖学金，以高级访问学者的身份在英国卡迪夫大学医学院专门从事癌症研究。目前为中国医师协会微无创分会乳腺专业委员会常务委员及青年委员会副主任委员；中国研究型医院学会乳腺专业青年委员会副主任委员；中华医学会肿瘤学分会乳腺肿瘤学组青年委员；中国人体健康科技促进会肥胖糖尿病专委会常务委员；中国整形美容协会肿瘤整复分会委员；中国抗衰老促进会乳腺专业委员会委员；中国健康促进基金会乳腺癌防治专项基金专家委员会专家；中关村乳腺微创治疗专业委员会副主任委员；北京中西医结合学会普外科分会委员；北京健康促进会乳腺癌防治专业委员会常务委员；北京癌症防治学会乳腺癌个体化诊疗及 MDT 专业委员会常务委员；北京癌症防治学会乳腺学组青年委员；朝阳区预防医学会理事。

任《中华乳腺病杂志》第四届编委；《腔镜乳腺外科手术操作要领与技巧》编委。曾在 SCI 及核心期刊发表论文二十余篇。

国内乳腺领域最早开展乳腺腔镜的专家之一，擅长乳腺疾病的微创、腔镜治疗，及乳房术后重建、减重术后缩乳上提。他是目前国内开展腔镜男性乳腺发育手术例数最多的专家。

编委会

赵兴飞　　巴姗姗　　赵婷婷　　李　婧

代序

　　乳房疾病是女性的常见病、多发病，在无症状女性疾病中占 52.4%，在育龄女性中占 68.3%。源于乳房组织结构的多样化，女性乳房可发生多种疾病，如非肿瘤性疾病、良性肿瘤、乳腺癌。一些非肿瘤性疾病——浆乳、肉芽肿等，如未得到及时控制，会给患者造成极大的痛苦。

　　乳腺癌会严重危害女性的身心健康。全球乳腺癌发病率自 20 世纪 70 年代末一直呈上升趋势，2020 年新发病例已跃居全球癌症首位，我国不是乳腺癌的高发国家，但情况不宜乐观——中国已成为乳腺癌发病增长速度最快的国家之一。随着乳腺癌的筛查和综合治疗的开展，乳腺癌死亡率在欧美国家已出现下降趋势，目前乳腺癌已成为疗效最佳的实体肿瘤之一。始于 2009 年的北京地区乳腺癌五年生存率已达到 90%，Ⅰ 期乳腺癌（TNM 分期）五年生存率为 96.5%，Ⅱ 期为 91.6%，综上，发现越早预后越好。乳腺癌的发病存在一定的规律性，远离与乳腺癌相关的危险因素防患于未然。

医生有责任动员全社会学习、掌握乳房科普知识，提高健康理念，增强防癌意识，在此，介绍这本《祛结节 养脾胃 抗炎症》，献给我们的姐妹和家人。

全书内容丰富，深入浅出，雅俗共赏，既保持了一定的学术水平，又融入了知识性和趣味性。内容包括：正确地认识、呵护乳房，乳房的生理功能及发育周期，乳房疾病的预防、诊断与治疗，女性的健康管理及指南，并附有黄汉源教授的疑难问题解答。北京协和医院的黄汉源教授，享受政府特殊津贴，毕生精力致力于普外科诊疗，尤其是对乳腺慢性炎症（浆乳、肉芽肿）有深入的研究，积累了丰富的临床经验。北京中日友好医院的刘宝胤博士，从事乳腺疾病诊疗二十余年，曾以高级访问学者的身份赴英国卡迪夫大学医学院学习，擅长乳腺疾病的微创、腔镜治疗及乳房术后重建。

愿本书能成为女性朋友们乳房保健的指导手册，医学爱好者的良师益友。每位医生经验有限，知识更新日新月异，书中如有不足之处，欢迎广大读者批评指正。

张保宁

2023 年 10 月 18 日

目 录

第三章

生病的乳房

055

第四章
女性生殖器官的健康管理

第五章
女性身体健康指南

141

第六章
女性心理健康

第一章

我的乳房
我做主

第一节
关于乳房的一点认知

1. 乳房的历史

什么样的乳房最健康？这是一个很热门的话题。

在讨论什么样的乳房最健康之前，我们先来了解一下乳房的历史。

美国著名心理学家欧文·亚隆的夫人、知名女性问题学者玛丽莲·亚隆曾写过《乳房的历史》一书，书中探讨了女性如何看待自己、如何从历史洪流中争取自己的地位，并回答了千百年来乳房究竟属于谁的问题——是男人、婴儿、政治家，还是身材焦虑话题制造者。

我们从教堂中的壁画可以看到，古文明时代的女神或者圣母是袒露着乳房的。乳房是神圣的，它不仅强调母性，还象征爱与繁育。乳汁是人世间非常珍贵的液体。

从中世纪末期起，乳房开始被情色化，人们开始讨论乳房的大小和形状，且乳房有了阶级之分，上流社会女性在产后把哺乳这件事交给了奶妈，因为她们的乳房要用来取悦男性，强调性感功能。

此后，乳房也时常被政治化。"二战"时，美国政府以女性性感照片鼓舞前方士兵的士气，此举有干预母乳喂养的嫌疑；还有烧毁文胸的运动以及女性服装潮流的变迁，都不是单纯为了讨论乳房，而是夹带了政治、社会因素。

乳房还时时处处与商业挂钩。广告密集地轰炸女性，让女性以好莱坞明星、芭比娃娃的身材为标准要求自己，刺激她们购买紧身时装、文胸、乳霜、乳液、硅胶填充物、各式减重课程与健美器材，甚至也刺激了乳房整形手术的兴起。

我们要从政治、诗篇、图片、广告等中夺回对乳房的操纵权、描述权，找回乳房的自由。因乳房只属于女人，女人知道自己喜欢什么，她们要以新的形象现身于历史舞台。

2. 完美的乳房存在吗

英国乳房整形外科医生帕特里克·马勒茨（Dr.Patrick Mallucci）进行了一项有关完美乳房的研究：让 1315 名受访者对 4 种不同大小乳房的吸引力进行排名，并对乳房外形（大小、上下极比例等）参数进行评分统计。得出的结论是：不同年龄、地域和种族的人都将 45∶55 比例的乳房选为"最美"乳房。

研究定义了 4 个关键的乳房美学标准：乳房上下极比例为 45∶55（下极比上极略丰满）；乳头向上（平均角度为 20°）；乳房上极坡度直或轻凹；乳房下极呈光滑的凸面（图 1-1）。

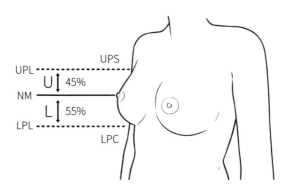

图 1-1　马勒茨研究定义的 4 个乳房美学标准
采用标准的斜位照片进行参数测量；观察上极到下极的比例、
乳头的角度、上下两极的轮廓。图中显示的乳房上下极比例为 45∶55，
直上极，凸下极。U 代表上极高度，L 代表下极高度，
UPL 代表上极水平线，LPL 代表下极水平线，NM 代表乳头顶点，
UPS 代表上极斜度，LPC 代表下极凸度。

除此之外，乳头大小、乳晕大小、乳晕的颜色、胸围与身高的比值、胸围与腰围或臀围的比值，这些指标也评判着女性乳房是否完美。

虽然乳房吸引人眼球的程度不同，但在医生的眼里，健康才是首要标准。同时，乳房属于隐私部位，可以通过文胸和衣服来调整感观，所以女孩们大可不必频繁地拿出尺子去测量乳房，应该避免身材焦虑，自信地挺起胸膛，散发健康体魄的魅力。

3. 乳房形态的变化

女性乳房的形状以及大小随着年龄的增长而变化。

乳房在青春期开始发育，呈半球形；之后，如果我们摄入的营养全面，乳房会慢慢变得丰满、圆润且富有弹性；成年后，乳房体现出成熟女性的形态美。乳房内有乳腺腺体、脂肪组织和韧带等间质组织，其中脂肪组织占乳房体积的绝大部分。脂肪的多少决定乳房的大小，脂肪量是影响乳房外观的重要因素，韧带的松紧则决定乳房的悬垂度。

根据乳房形状的几个观察指标，我们可以对乳房外观进行分类。常用的观察指标有：乳头到胸壁的高度、乳间沟及乳房下皱襞的形态、乳房外侧的弧度、腋前皱襞的形态、乳房的位置、乳房下垂的程度、乳房的弹性，以及乳房和乳晕皮肤的颜色、光泽度等。

较小的乳房，上下部分较均衡，从形态上可分为以下几种类型：

扁平型乳房

又称幼稚型乳房，通常为乳腺基本未发育，可见微微隆起的轮廓，或在乳晕区及周围有乳腺发育而形成的小乳房，胸围环差（乳头胸围减乳房下皱襞胸围）10 cm 以下。

圆盘型乳房

又称碗型乳房，形如碗盘状。乳房高度为 2 ~ 3 cm，明显小于乳房基底半径。乳头在圆盘中央，胸围环差约 12 cm，乳房边界不甚明显，站立与仰卧时乳房形态无明显变化。

半球型乳房

乳房高度为 3 ~ 5 cm，等于或略小于乳房基底半径。

乳头仍在中央位，胸围环差约 14 cm，乳房较饱满，胸前壁的隆起较突出，边界明显。乳房呈浑圆丰满状，似球形，仰卧位时仍能看到明显的乳房曲线。

圆锥型乳房

乳房高度为 5 ~ 6 cm，等于或大于乳房基底半径。胸围环差约 16 cm，乳房弧度欠饱满，似圆锥形。

体积较大的乳房，下半部分大于上半部分，下半部分呈弧形，乳房呈泪滴状或牛角状，乳头常略上翘。这种乳房形态饱满挺拔，接近于半球体，富有弹性和柔韧性。但由于重力作用，乳头和乳体稍向外下方移位，乳峰前突且微微上翘。乳房上部皮肤呈斜坡形，下部皮肤为弧线形，胸肌线上形成明显的乳间沟，运动状态可出现细弱颤动。有些大体积的乳房也会呈下垂状。

4. 乳房是女性的第二性征

乳房是女性的第二性征。与我们同是灵长类动物的猴子，它们的乳房只发挥了最原始的哺乳功能。雌猴的乳房在不哺乳时只有乳头突出，并不是十分明显，在哺乳期乳房才会膨胀且充满乳汁。一旦哺乳结束，随着乳汁的减少，膨胀的乳房也会消退。

人类女性的乳房则不同。乳房发育成熟后，无论最终形成的乳房体积有多大，其整体结构始终都是坚挺且突出于胸壁的。在哺乳期，人类女性的乳房也会出现体积增大及形成乳汁等功能上的变化。但在哺乳完成后，即使少数女性出现腺体萎缩及皮肤松弛所导致的乳房下垂，乳房的整体结构也依然是明显突出于体表的。

第二节
一些常见的乳房疑问

Q

1. 乳房的大小影响哺乳期的奶量吗

很多乳房较小的年轻妈妈会担忧产后不能顺利哺乳。其实，乳房能否顺利哺乳不是由它的大小决定的。如前所述，乳房的形态、大小和悬垂度主要是由脂肪决定的，而乳汁是由乳房内的乳腺腺体分泌的。

泌乳量很大程度取决于产后开始哺乳的时间以及乳汁移出的效率。推荐产后 1 小时内开始进行哺乳，并让婴儿在最初几周内频繁地吃奶。新生儿通常每 2 ~ 3 小时吃一次奶，在 24 小时内吃奶 8 ~ 12 次。乳汁分泌是一种"供求"关系。宝宝喝的母乳越多，妈妈身体分泌的乳汁就越多。肌肤接触也会提高与母乳分泌相关的激素水平，提高泌乳量。

由此可见，乳房的大小和哺乳期奶量并没有关系。产后没有让婴儿尽早且频繁地吸吮，才是产后奶水不足的主要原因。

2. 哺乳会使乳房变形吗

门诊来了一对吵吵闹闹的小夫妻，妻子挺着孕肚，但是身材依然保持得很好，旁边的丈夫小心翼翼地呵护着爱人。他们来医院的主要目的是解决分歧。妻子认为孕期不能太胖，并且她不想哺乳，原因是怕哺乳后乳房下垂；丈夫则认为妻子孕期不增肥，孩子生长会受影响，产后不哺乳，孩子不吃母乳不健康。另外，丈夫也怕妻子因不哺乳导致乳房生病。这类问题其实在小夫妻中很常见。

哺乳是有可能导致乳房下垂的，但乳房下垂也可能由其他因素引起，比如，不可抗拒的地心引力、肥胖、乳房大、年龄增大、遗传、多胎妊娠、抽烟、皮肤干燥等。

胎儿的健康不依赖母亲孕期的体重增长量，母亲在孕期只要营养均衡，是可以保证胎儿健康和产后正常哺乳的。另外，如果孕期体重没有大幅度地增长，产后体重没有大幅度地减少，发生乳房下垂的可能性是比较小的。

像这位妻子，她在孕期增加的体重不多，乳房内增加的脂肪量小，生育后体重变化不大，因此乳房的外观变化也不会很显著。如果注意保持身材，经常锻炼胸大肌，不抽烟，出现乳房下垂的可能性会减少更多。

3. 如何选择合适的文胸

文胸可以帮助女性在工作和活动时更自如。选择文胸的第一原则是舒适、健康。

尽管乳房下垂与重力、基因、年龄等不可抗因素有关，但在孕期和产后佩戴承托力好的、合适的文胸可以减缓乳房下垂，在运动中佩戴专业的运动内衣也会减缓乳房下垂。如果佩戴过紧的文胸，乳房经常被紧紧地勒着，乳房周围的支撑韧带就会萎缩，反而可能加重乳房的下垂。所以，选择合适的文胸对维护乳房健康很重要。

文胸的尺码由胸围和罩杯两部分组成。以"75B"为例，数字"75"代表下胸围（底围）；字母"B"代表罩杯，就是上下胸围的差。测量上胸围时，一般取3个状态（直立、站立俯身前倾45°、站立俯身前倾90°）下测量的数据得出上胸围的平均值。上下胸围的差每隔2.5 cm为一个等级，依次为AA、A、B、C、D、E等。

要想选择合适的文胸，还要根据胸型进行试穿，文胸弧度最突出处是罩杯的顶点，应该恰好与乳头贴合，并且不会挤压乳头。在购买文胸时，应站立并将身体前倾进行试穿，佩戴完毕后应该坐下来感受一下底围是否舒适。

4. 乳贴可以用吗

乳贴是由肤色硅胶类物质制成的，使用时可以贴在乳头和乳晕处，一般可以重复使用。女孩夏天穿吊带装、露背装、露臂装时，职场女性穿晚礼服，不方便穿文胸时，就可以使用乳贴。这样既可保持胸部曲线，又不会有走光的风险，也没有了肩带的束缚。

建议大家不要频繁或长时间地使用乳贴，因为光滑而不透气的乳贴吸附在乳房上，易使乳头受压，还容易引起皮肤过敏，甚至可能引发乳腺炎。如今有一种粘贴型的乳贴，通常是一次性的，不防水，当出汗或者活动时有可能移位，还容易引起皮肤过敏。乳贴会让原本就有乳头内陷的女性更容易发生乳腺炎，因此对此类女性不推荐使用乳贴。

5. 术后佩戴义乳只是为了美观吗

义乳通常以硅胶为材料，柔软耐用，是接受乳腺全切手术者可使用的康复产品，有一定重量，可佩戴在文胸内兜里。现在义乳的种类很多，不仅有内衣型的，还有佩戴在泳衣内的，这样患者就可以自由地去游泳、泡温泉了。

在乳腺全切术后佩戴义乳不仅可以弥补身体缺失，改善外在形象，还可以平衡体态。乳房缺失时，身体失衡，易造成脊柱侧弯、斜肩、颈椎弯曲等现象，影响患者身体康复及生活质量。此外，义乳还能消除或显著减轻外力对胸腔的冲击，避免胸部受伤。

佩戴义乳还有很重要的一个意义，就是帮助女性恢复社会功能。经历了乳房全切术后，女性易产生自我怀疑、焦虑、抑郁等不良心理。恢复外在形象、增加美感可以增强自信心，有助于调节心理，提高生活质量。很多乳腺癌康复社团经常组织旗袍秀，这是提高女性自信的方式之一。患者家属也需要增强意识，鼓励术后女性佩戴义乳。

6. 可以使用乳环吗

打乳环指在乳头上打孔，以便佩戴装饰品。佩戴乳环、鼻环、唇环并不像戴耳环那样流行，只有一小部分人会选择这么做。

乳头穿孔的方式有很多种，有水平的、垂直的、对角的，或者几种方式组合在一起的。做完乳头穿孔之后，伤口需要6个月甚至更长的时间来愈合。如果穿完孔之后的护理方式不当，还有可能造成感染和排斥反应，只要不戴饰物，乳环的孔就会很快长起来。在打乳环的过程中还可能因为消毒不到位，或者工作人员操作过程不当而感染肝炎、梅毒、艾滋病等经血液传播的疾病，安全隐患非常大。

女性可能会因为特立独行或者爱美而选择打乳环，也可能是为了迎合伴侣的审美，但是作为医生，不建议女性出于任何目的而打乳环。

有的女孩可能觉得以上风险有些危言耸听，这与耳朵上穿洞不是一回事儿嘛！要知道，乳头、乳晕处不像耳垂处只有皮肤和皮下组织，这里还有乳腺导管组织。乳腺导管组织就像大树的根，如果出现感染可能会引起所属腺体感染，也可能伤害乳腺组织或局部神经，破坏控制排乳反射的神经传导通路，影响排乳反射，进而影响乳汁移出。如果打孔的位置产生了瘢痕，可能会阻挡乳汁流动，也会影响乳汁移出。在哺乳期，打孔处还可能出现漏奶。

所以，作为乳腺外科医师，真心不推荐打乳环。女性在做这个选择时需要谨慎，不要因为闺密或者男友的建议，甚至因为一个赌约、一个玩笑而伤害身体。

7. 乳房整形靠谱吗

女性一定不要陷入商业宣传的陷阱，不要为容貌焦虑买单。如果确定想要改变乳房形态，建议找专业的外科医师，他们既能治病又能弥补身体上的缺憾。整形外科医师可以通过手术矫正乳房的先天发育不足。当患者合并患有乳腺疾病时，乳腺外科医师可以做到既治疗疾病，又尽量保持乳房美观。

常见的乳房整形手术有以下几类：

第一类：隆胸术

女性想要依靠丰胸的外用乳膏、丰胸食品、丰胸运动达到自己想要的罩杯值，效果微乎其微，有些产品甚至可能对身体有害。对于原发性乳腺发育不良，发育明显不对称，或因乳腺炎症、外伤导致乳腺发育不良的女性来说，隆胸术是很好的选择，可以改变身体曲线，帮助女性获得自信。在正规医院进行隆胸术是安全的。

具体的手术方式包括注射隆胸术，比如自体脂肪移植术、玻尿酸注射术等。选择自体脂肪移植术的女性应知道，脂肪移植术后存在乳腺内多发囊性结节的可能，术前应对乳房组织进行评估完善，进行乳腺超声、乳腺钼靶、乳腺核磁共振成像等检查，术后每3个月复查了解乳腺的变化。若选择玻尿酸注射术，要接受玻尿酸吸收后乳房体积回缩的情况。

此外，还有自体组织隆胸术，比如背阔肌皮瓣移植术、腹直肌皮瓣移植术、大网膜移植术等。

另外，也可以选择假体隆胸术。假体植入隆胸术是一种使用硅凝胶假体植入的方法，可以使用常规的手术方法，也可以使用腔镜技术辅助完成。当乳腺炎症未控制、有近期哺乳史、合并免疫系统疾病或心肺功能不良者，应慎重考虑上述的手术。对于手术期待过高、心理准备不足者也应充分考虑，暂缓手术。

第二类：乳房缩小成形术

巨乳症也是一种疾病，会引起生活不便和心理障碍。乳房缩小成形术是针对巨乳症或者乳房下垂人群的一种常见手术，目前临床上最常用的方法有传统双环法、改良垂直切口上蒂瓣法。后者主要通过切除多余腺体，稳固乳腺组织悬吊，收紧皮肤、上提乳房等操作完成手术，这种手术能有效保护患者乳房血供和神经，而且能够尽量将乳腺导管及中央蒂的损伤降到最低，使患者依旧有泌乳功能。乳房下垂也可以在手术时得到纠正。

第三类：矫正乳头内陷的手术

正常女性的乳头突出乳晕平面 10 ~ 15 mm，而乳头内陷者的乳房表现为乳头部分未突出乳晕平面或者全部凹陷于乳晕平面，受刺激后不易突出或不易挤出，呈火山口状。乳头内陷多为先天性，是乳头胚胎发育期中胚层增殖障碍所致，表现为乳头、乳晕的平滑肌和乳腺导管发育不良，乳头下支撑组织缺乏，使乳腺导管向内牵拉。束胸、俯卧睡眠等生活习惯，以及乳腺癌或乳腺炎等疾病，是后天形成乳头内陷的原因。

医学上根据乳头内陷的深浅及组织纤维化程度将乳头内陷分为三级。Ⅰ级（轻度）：乳头部分内陷，可以被轻易挤出，且正常突出，乳头下组织纤维化程度很轻。Ⅱ级（中度）：乳头全部凹陷，可以被挤出，突出部分较正常小，且乳头下组织纤维化程度较重。Ⅲ级（重度）：乳头完全凹陷，无法挤出，且乳头下组织纤维化程度严重。

乳头内陷是可以纠正的。

Ⅰ级乳头内陷的患者可采用保守治疗，比如自行反复牵拉、使用负压吸引治疗或在哺乳期通过哺乳纠正。要注意在医师指导下进行，避免诱发乳腺炎。在孕期进行纠正要格外注意，避免刺激胎动而引发早产。

自行反复牵拉是指检查者用一只手的中指与食指轻轻夹乳头，然后沿乳晕周缘向下按压乳房，在按压的同时，用另一只手向外牵拉乳头，反复做 20～30 次为 1 组，每日早晚各 1 组。

负压吸引治疗是利用乳头内陷矫正器，长时间负压吸引乳头的治疗手段。患者每天佩戴矫正器 2～3 次，每次

15 ~ 20分钟，持续使用3 ~ 6个月。使用前要注意对矫正器消毒。这种矫正器利用的是负压吸引的原理，所以理论上吸引时间越长，纠正效果越好，但发生乳腺炎的可能性也越高，所以不可佩戴时间过长。

良好的哺乳习惯也可以纠正乳头内陷，需要着重说明的是：内陷的乳头也可以进行哺乳。让婴儿张大嘴含着乳晕的大部分，是哺乳成功的关键。此外，从乳头内陷的一侧开始哺乳，哺乳时间越长，乳头内陷被纠正的可能性越大。

对于症状较重的Ⅱ、Ⅲ级乳头内陷患者，保守治疗的纠正成功率低且复发风险很高，因此需要进行手术治疗。但手术治疗多会影响哺乳功能，所以建议哺乳期后再进行手术。

乳头内陷的手术治疗原理有：缩窄乳头周径使乳头突出；松解牵拉乳头内陷的组织；乳头基底支持组织重建（包括游离自体组织移植中央法填充、乳头乳晕局部组织中央法填充、乳头乳晕局部组织周围法填充以及生物型人工材料填充等）。

第四类：副乳腺切除手术

成年人的胸前都只有一对隆起的乳房，但其实在胚胎时期胎儿有两条"乳腺"。副乳腺就是原始乳腺未退化或退化不全所致的，以腋下副乳最为常见，常发生于单侧或双侧腋下，尤其双侧多见。副乳腺可以发生于女性，也可以发生于男性。

副乳腺也是乳腺组织，可能会在哺乳期发生乳腺炎，也可能伴随着月经周期的循环出现类似于乳腺增生症状的胀痛，或出现肉芽肿性乳腺炎，甚至乳腺癌。

对于体积较小、无症状、不影响美观的副乳腺可暂时不做处理。但是对于体积较大、影响美观的副乳腺，我们可以进行手术治疗。比如采用传统的副乳腺开放式手术：沿副乳腺区域周围做梭形切口，将凸起的副乳腺区域皮肤、皮下脂肪组织及副乳腺腺体一并切除。追求"无痕"的患者可以用吸脂技术或使用腔镜的方法切除副乳腺。

第五类：乳晕整形手术

即乳晕扩大或缩小的手术。这是单纯出于美容目的而进行的一类手术，临床医生应严格把控适应证。通过文身的方法，使局部皮肤颜色加深，可以扩大乳晕。行乳房缩小手术、男性乳房发育症手术治疗时可同时把乳晕缩小。如果乳晕过大而乳房不大或无下垂时，可做单纯乳晕皮肤部分切除手术以缩小乳晕。

8. 乳房按摩对女性有益吗

我们经常看到美容院的广告在大力推崇"乳腺排毒、消除结节按摩""丰胸按摩""淋巴排毒按摩",这些按摩方法通常是没有效果的,只是"智商税"。而且乳房是很脆弱的,不应该随意进行按摩。

乳房按摩并不能治疗乳腺增生、乳腺结节,也不能将副乳消除。尤其在不能排除乳腺恶性肿瘤的情况下,更不能进行按摩,因为按摩可能会使癌细胞扩散、转移。有学者曾提出,癌细胞的黏附性比较低,反复、长时间地按摩乳房,会使癌细胞脱落进入破裂的血管,有可能加速肿瘤的转移和扩散。

接下来我们根据患者进行乳房按摩的原因逐一进行分析,解释为何不建议进行乳房按摩。

开奶、少乳不按摩

女性可能会因为"开奶""追奶"和哺乳期乳腺胀痛而进行乳房按摩。乳腺导管就像植物的根系,纤细而又脆弱。盲目的按摩手法,很容易损伤乳腺导管,不仅会引起乳腺周围组织的充血、水肿,还可能会引发哺乳期急性炎症。

哺乳不是妈妈生来就会的技能。过去在大家庭生活的女性，有机会观察、模仿家庭中其他女性哺乳的动作和技巧。但如今，生活在城市中的女性看不到哺乳的场景，也很少去公开地讨论哺乳的技巧，所以产后更容易出现婴儿不吃奶的情况。现代女性在孕期就要积极学习哺乳技巧。产后，妈妈应该让婴儿尽可能早、频繁地吸吮乳房，这才是正确的开奶方式，而不是对乳房进行按摩。

哺乳是妈妈和婴儿双方的事情，提高乳量应从调整孩子含乳吸吮的姿势，以提高乳汁移出的效率入手，而不是仅把注意力放在妈妈的乳房上。因此，靠按摩提升乳量，风险高于收益。

积乳按摩需谨慎

不恰当地按摩哺乳期的乳房，会导致乳腺导管或者腺泡受损而引发炎症，甚至可能导致乳腺脓肿、积乳囊肿。

若发生积乳，必须在专业人员的指导下进行乳房按摩。乳腺炎的治疗是从尽快排出积存的乳汁、控制炎症、局部消肿三方面入手的。使用反向按摩手法可以消除乳晕水肿，便于婴儿含乳，但一次按摩是无法消除乳房肿块的。婴儿有效吸吮可以帮助积存的乳汁排出，所以调节婴儿的含乳姿势尤为重要。也可以让专业的母乳指导人员以模仿孩子吸吮方式的手法在乳晕处进行按摩，但尽量不要对乳晕以外的地方进行揉搓式按摩。

回乳后排残奶是智商税

哺乳期女性在断奶后的几个月甚至更长的时间内，仍然能从乳头挤出少量黄色黏稠状的分泌物，这是断奶后留存在乳腺管中的乳汁。这些乳汁经过长时间沉淀，水分被身体吸收了，由于脂肪含量变高，它们比之前更加浓稠，颜色也由白变黄了。这些残留下来的浓缩乳汁会慢慢地被身体吸收，不会持续地积存。残奶是正常存在的，不会导致乳腺炎，不会引起乳管堵塞，也不会致癌，因此不必按摩排出，也没必要去刺激乳管。

但是采用"憋奶"的方式回乳的女性，若在回乳早期，躺平状态下触摸乳腺腺体能触及固定的局部疼痛的肿物，应及时找乳腺外科医生处理，注意避免形成积乳囊肿。

若产后3年以上仍出现乳房胀痛、局部肿块和乳头溢液，需要排除浆细胞性乳腺炎，此时进行按摩更是弊大于利。

按摩乳房不会使其变大

乳房的大小取决于青春期乳房的发育，多由遗传和种族因素决定。乳房是由乳腺腺体和乳房脂肪等结构组成的，腺体的数量在激素的调控下于青春期和孕期进行增长，脂肪的数量与体积变化和体重有关。

想要通过按摩来丰胸的人多是成年后才发现乳房发育不良的女性或哺乳后乳房下垂的女性。一些美容院会运用"搓、揉、捏"等手法，强力刺激胸壁，使局部血运增快、细胞水肿，使乳房体积看起来有所增大；或者为了追求速效，在按摩油中添加雌激素，雌激素经皮肤渗透、作用在局部，使腺体组织细胞活跃，让女性感觉乳房像是再次发育一样。然而，这些作用和效果都不能持久，细胞水肿数周即消退，局部激素经过身体代谢进而消失，最终乳房不但没有增大，甚至会缩小、松弛。另外，使用雌激素可能会引发其他乳腺疾病。

第二章

女性都关心的
乳房发育

第一节
乳房的发育

1. 乳房什么时候开始发育

乳房发育主要发生在 3 个时期，即母体子宫内、青春期和孕期。

在母体子宫内，胎儿乳腺的发育过程是不分性别的，胚胎发育 5 ~ 6 周时，就会发育出乳腺。随着乳腺的发育，其他多胎的哺乳动物会发育出多对乳房，而人类只会保留胸前乳腺上皮局部下陷而形成的一对乳房，其他的乳腺都逐渐退化了。出生后初级乳管系统处于静息状态。

此外，青春期和孕期的乳腺还会相应地发育，下面会做详细的解答。

2. 青春期的乳腺发育

大部分乳腺腺体在青春期形成。大多数女孩的乳腺腺体在其 8 ～ 13 岁（平均年龄 11 岁）开始发育，月经初潮一般在乳腺发育后 2 ～ 3 年内出现。乳腺的发育依赖雌激素和孕激素的相互作用。如果早于 8 岁或晚于 13 岁开始发育，需要分析原因并积极地进行干预。

青春期乳房发育是逐步发生的，从开始发育到成熟需2 ～ 4 年。詹姆斯·坦纳（James Tanner）在 1969 年首先提出了 Tanner 分期，这个分期对男孩的睾丸发育以及女孩的乳房发育、阴毛生长给出了具体的分期标准。

乳房 Tanner 分期为五期，同时会伴随着阴毛的变化（图 2-1）。

第一期为发育前期。这个阶段从出生一直持续到青春期之前，这个阶段女孩的乳房只有两个小小的突出的乳头，乳房还完全没有发育。

第二期是乳腺萌出期。这个阶段表现为乳头突起，乳

头和乳晕处呈现出单个小丘状突起，乳晕在这个时期出现
了增大，这是青春期即将开始的阶段，此时女孩的平均年
龄为 11.2 岁。

第三期为青春期前期。这个阶段表现为乳房和乳晕进
一步增大，乳房大小超过乳晕，两者融合突起，这一时期
女孩的乳房已经开始发育，青春期马上就要来了。此时女
孩的平均年龄为 12.2 岁。

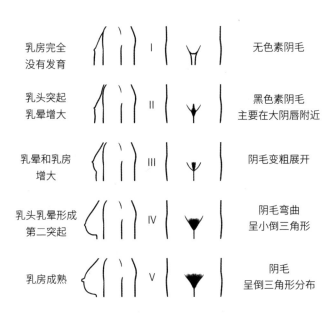

图 2-1 女性乳房发育和阴毛生长 Tanner 分期

资料来源：《诸福棠实用儿科学》（第 9 版）

第四期为青春期。外观上表现为乳晕和乳头突出于乳房之上，形成第二个突起，超声检查显示乳头后方低回声范围扩大，乳腺腺体组织及脂肪组织均可见。这个时候的女孩已经进入了青春期，经历了月经初潮。此时女孩的平均年龄为 13.1 岁。

第五期为成熟期。外观上表现为乳头的突起，乳晕回缩，乳晕和乳房又连续成一个半球形的大隆起。此时女孩的平均年龄为 15.3 岁。

3. 乳房发育是对称的吗

因单侧乳房发育来就诊的女孩在乳腺门诊比较常见。妈妈们常发现孩子单侧乳房内有个小小的硬核，并且伴有疼痛，但孩子还没有月经，所以妈妈不清楚这是乳腺发育还是乳腺肿块，就带着孩子来就诊了。

其实，乳房左右发育常常是不均衡的。有些人单侧乳房发育可持续 2 年。

发育成熟后，乳房若不对称，可能是先天性因素造成的，原因包括筒状乳房、原发性单侧不发育或发育不良、增生肥大、胸廓不对称、肩胛带不对称、脊柱侧凸等。

乳房发育不对称的病理有：胸廓畸形（如波伦综合征）、肋骨弯曲或胸廓凹陷畸形，还有外伤、炎症、瘢痕、肿瘤、手术等。其中，外伤主要为烫伤。

发育正常的女性，乳房也不是绝对对称的。如乳房体积、位置、乳头的高度、乳晕大小等，都存在一定的不对称性。习惯单侧哺乳也会引起哺乳后乳房不对称。

4. 孕期乳房的发育

哺乳动物的乳腺发育过程具有种间差异性，不同物种的乳腺发育过程不完全一致。比如，小老鼠在出生后至青春期到来之前，乳腺处于相对静止的状态；青春期，乳腺进入快速发育期；在未分娩或分娩时，乳腺产生结构完全的腺泡并泌乳；在停止哺乳约48小时后，乳腺开始进行不可逆的级联重构和上皮细胞的程序性死亡。

而人类的乳房发育却不同。

在孕期，女性乳房的发育是在为哺乳做准备。受孕后，女性感觉乳房胀痛，是因为雌激素和孕激素水平的升高会刺激乳管增生，这是生理上的增生，从外观上看，乳房会有增大。孕后期，乳房表面出现的蓝色血管是扩张的浅静脉。在这一时期，乳头、乳晕变大，色素沉着或变暗。

在乳晕周围出现的一些小突起叫蒙哥马利腺，它们会分泌油性物质来保护乳头和乳晕肌肤，避免干燥。同时，它们会分泌一种气味，让婴儿在出生后不仅靠触觉，还能靠嗅觉去寻找妈妈的乳头，吮吸乳汁。

孕 16 周左右，乳腺组织中的腺泡数量增加，腺泡开始成为具有分泌功能的泌乳细胞。孕晚期，乳腺腺泡已具备合成和分泌乳汁的能力，乳头处可能有黄色的乳汁流出。这时不用惊慌，这些液体就是初乳，孕晚期的孕妇可以在专业泌乳顾问的指导下进行初乳的储存。

5. 护胸要从小做起

乳房发育是女孩青春期开始的重要标志，不必因此感到害羞。当女孩感觉到自己的胸部开始发育时，要注意以下几点：

不要过紧地束胸，这会影响乳房发育及功能，甚至影响胸廓发育及功能。应选择合适的棉质内衣，并根据发育情况适时更换内衣的杯型。女孩到 15 岁左右时，乳房发育基本定型，但个体差异较大，一般情况下，可用软尺从乳房上缘经乳头量至乳房下缘，上下距离大于 16 cm 时即可佩戴内衣。

青春期，乳房在发育时出现轻微瘙痒或疼痛很正常，一定不要用力地捏挤或抓挠。日常清洗应以清水为宜，香皂和沐浴液中的碱性成分可能会破坏乳头周边的油脂保护层而使皮肤干燥。需注意的是，乳房的皮肤十分脆弱，感觉瘙痒的时候千万不要直接用手抓挠。

青春期女孩应保持营养均衡，不要为了追求曲线美而盲目地节食，要做到均衡饮食，保证食物多样性，摄入充足的蛋白质、碳水化合物和脂肪，这样才能增加胸部的脂肪量，让乳房健康发育。但也不要过多进食高脂肪、高糖类食物，避免由肥胖导致乳房发育过大。

适度的体育锻炼，如扩胸运动或健美操等，有助于胸肌的发育及乳房塑形。

第二节
乳房不发育怎么办

1. 少女乳房不发育的常见原因

乳腺门诊来了一位年轻的妈妈和一位看似八九岁的女孩。病历记录显示，孩子已经 13 岁了。她长得很瘦小，怯生生地躲在妈妈身后。妈妈很紧张地询问："医生，我孩子的乳房怎么不发育呢？"后来，经过乳腺外科医师的检查和儿童内分泌科医师的会诊，这个孩子被确诊为特纳综合征（又称女性先天性卵巢发育不良综合征）。

特纳综合征是一种会影响身高发育的常见性染色体病，

患儿的染色体为 45X0，即 22 对常染色体和 1 条 X 染色体，比正常女孩少了 1 条 X 染色体。患此病的女孩常常在 14 ~ 15 岁还没开始发育，外生殖器呈幼女型，性腺不发育。

这类患者在幼儿期可能因合并先天性心脏病、先天性髋关节脱位、脊柱侧弯、听力损害、视力不佳等原因就诊。青少年期可能因身高增长缓慢、乳腺不发育等原因就诊。她们通常具有特殊面容：后发际低、内眦赘皮（内眼角有多余的皮肤遮盖）、眼距较宽、腭弓高、下巴短、手小、足背明显水肿、颈侧皮肤松弛并形成下垂的褶皱（颈蹼）、肘外翻、乳头的间距宽（盾形胸）。

利用细胞遗传学技术分析出相关染色体异常是诊断本病的主要依据。对口腔黏膜涂片进行性染色质检测是鉴定 X 单体的简单技术。随着诊断技术的发展，胎儿患特纳综合征已经可以在孕妇孕中期时通过行羊水穿刺并进行羊水细胞核型分析来确诊，一旦确诊，可选择终止妊娠。

2. 可能影响乳房发育的其他疾病

女孩在 13 岁后未出现第二性征发育，需考虑性发育延迟，可转诊到儿童内分泌科进行进一步评估。第二性征初现后 2 ～ 3 年内应出现月经初潮。16 岁未现初潮为发育延迟，18 岁尚无初潮应诊断为原发性闭经。很多原发性疾病可能导致女性乳房发育迟缓。

除此之外，还有其他原因可导致乳房发育迟缓，主要集中在以下 3 个方面：

一是由过度节食、长期腹泻、低蛋白血症、长期贫血等原因造成的营养不良，会引起青春期发育迟缓或促性腺激素功能减退。

二是哮喘、肺结核、肾病综合征、肝硬化、炎症性肠病、地中海贫血、组织细胞增多症等慢性疾病，可致青春期发育迟缓。

三是内分泌系统疾病或遗传性疾病会导致发育迟缓。比如，严重甲状腺功能减退症，还有下丘脑－垂体－性腺轴功能受损导致促性腺激素释放激素合成、分泌和作用障碍而引起的疾病等。

3. 乳房发育迟缓要做什么检查

对于乳房发育迟缓的青春期女孩，根据就诊年龄可选择在内分泌科或者儿童内分泌科就诊。医生可能会对其进行以下检查：

（1）子宫和卵巢超声检查。了解卵巢是否发育完全，子宫大小是否正常。

（2）性激素检查。了解卵巢功能情况，包括生长激素兴奋试验、甲状腺功能和抗甲状腺抗体检测、生长激素检查等。

（3）骨龄监测。根据手掌和腕关节的骨骼形态来评定年龄，必要时加拍肘、踝、足跟和髂骨翼的 X 线片，用来帮助判断骨龄。

（4）营养状态筛查，肝功能、肾功能、血常规、尿常规检查。以排除慢性系统性疾病或营养不良导致的青春发育延迟。

（5）心脏超声、胸部 X 线片、双肾超声、甲状腺超声、头颅核磁共振成像等检查。以筛查常见的系统性疾病。

（6）怀疑某些罕见病时，医生会进行基因检测。

4. 特纳综合征的治疗手段

前文有提到的特纳综合征，在此也向大家介绍一下该综合征的治疗方法。这些治疗需要在儿科或内分泌科医生的指导下进行，现在部分医院专设了儿童内分泌科。

激素治疗

特纳综合征患儿在早期可使用生长激素治疗，以促进身高发育。虽然患儿的终身身高受许多因素影响，如染色体组型、双亲的身高、种族，以及雌激素、孕激素治疗的时机等，但是使用生长激素来治疗还是有效的。

当患儿 12 ~ 13 岁时，可用雌激素促进乳房发育及外阴发育。青春期后，可长期使用雌激素等创立人工周期，促进和维持第二性征。

选择使用雌激素的时机，要衡量包括乳腺在内的第二性征发育与身高增长之间的平衡。为了使患儿身高发育更好一些，应尽可能推迟雌激素开始应用的时间，最好在骨骺接近闭合时（骨龄 15 ~ 16 岁）开始应用。

生长激素治疗后，患儿身高可以得到明显的改善。而女性性征可以通过雌激素治疗，来促进乳房增大、子宫发育。

骨质疏松症的治疗

患有特纳综合征的患儿也要预防骨质疏松，以避免病理性骨折的发生。通常建议给予患儿优质蛋白饮食，让患儿常晒太阳，常规补充钙和维生素 D，每间隔 2 ~ 3 年复查骨密度，必要时加用抗骨质疏松药物治疗。

心理干预的治疗

特纳综合征患儿身高较低，第二性征发育迟缓，这些会导致患儿产生自卑心理。他们需要父母的关心，并且应接受专业的心理评估及心理辅导。医师在告知患儿有关乳腺发育、外阴发育、怀孕等信息之前，要先和患儿的监护人沟通，再采用委婉的方式与患儿沟通。

5. 乳腺发育迟缓治疗后的效果

一位成年女性曾来到乳腺门诊进行乳腺体检。在问诊过程中，我了解到她患有特纳综合征。当时她穿着格子衬衣和黑色短裙，中等身高，和其他来就诊的青年女性没有什么明显区别。她的笑容很真诚，也很自信。我为她进行了乳腺体检，她的乳房有着正常的乳头和凸度，只是两个乳房的间距远一些，但是并不影响美观。

这个患者经过正确的治疗，身高发育中等，第二性征很正常。

她长期服用雌激素，所以发生乳腺疾病的概率较高。

我建议她每半年要进行一次乳腺超声检查，等到35岁以上或者超声检查异常时需要进行钼靶检查。

特纳综合征患者的染色体异常有不同类型，仅个别病情较轻的患者能排卵、受孕、生孩子。这位患者知道自己可能不能自然受孕后，表示会顺其自然进行恋爱，如果有合适的时机会选择建立家庭，到时候会尝试采用辅助生殖技术来生育，或者领养孩子。

通过这个案例，我们可以看到，如果在青春期甚至更早时诊断出乳腺发育迟缓，寻找到原因，并进行针对性治疗，规律地使用雌激素等药物，乳房发育迟缓是有可能被治好的。虽然青春期后再治疗效果不佳，但成年女性如果想要解决乳腺不发育导致的形体问题，也可以通过整形手术来进行治疗。

6. 缺失的乳房：波伦综合征

乳腺门诊来了一个16岁的女孩。女孩身高和一侧乳房发育正常，另一侧乳房和胸大肌未发育。女孩为掩盖体态异常，不敢挺胸抬头，体态上有些含胸驼背。这位患者经诊断为波伦综合征。

波伦综合征是一种先天性的发育缺陷疾病，与胚胎时期上肢胚芽发育不良有关，常表现为单侧胸壁发育不良合并同侧手指畸形。目前病因尚不明确，可能与胚胎第6周末时，锁骨下动脉或其分支血供中断，导致供血区域组织发育不良有关，畸形的范围和严重程度可能取决于血供中断的范围和程度。

经过检查，这个女孩并没有心肺功能异常，可以进行畸形矫正手术恢复胸廓外形，并可重建患侧乳房。对于缺损明显的乳房，现在具体可以进行右侧背阔肌肌皮瓣带蒂移植术及硅胶假体植入乳房成形术；两侧乳房差异不大时，也可选择自体脂肪填充等方法治疗。所以，这个女孩，以及患有波伦综合征的女孩都是可以通过手术康复的。

7. 丰胸药物靠谱吗

其实，青春期女孩乳房发育的时间并不完全一致，多数女孩在 8～13 岁时乳房开始发育，而有的女孩要到 16 岁或更晚才开始发育。可以根据年龄到医院儿童内分泌科或内分泌科就诊，请专科医师进行评估，排除导致乳房发育迟缓的疾病。

乳房的大小和形状与遗传、种族、生长环境、激素水平等相关。在各种内分泌激素的共同作用下，乳房才能正常发育并发挥各种生理功能。雌激素能够刺激乳腺导管的生长，促进乳腺腺泡的发育，使乳头、乳晕着色；单独孕激素对乳腺是不起作用的，但是可以促进雌激素对乳腺的影响，协同雌激素一起促进乳腺腺体小叶的发育，促进乳腺腺泡的生长，雌激素水平和孕激素水平一定要在适当的比例下，才能使乳腺正常发育。

还有一些激素也会间接地对乳腺起到刺激的作用，比如卵泡刺激素可以刺激雌激素的产生，从而调节乳腺的发育和生理功能；黄体生成素、少量的雄激素也可以间接刺激乳腺的发育。

不要过度人为干预我们身体的激素水平，因为任何一种激素的增加或者减少，都会打破平衡，对我们的身体造成伤害，可能会导致内分泌紊乱、月经不调等症状，甚至引起卵巢、子宫内膜的病变，增加患乳腺癌的风险。所以，长期摄入激素类的药物，比如避孕药等，会破坏机体激素平衡，对乳房发育和身体健康都是不利的，更要避免具体成分不明的"天然产品"。

第三节
乳房发育过早，需警惕性早熟

1. 什么是性早熟

一个 7 岁女孩在妈妈的陪同下来乳腺门诊就诊，原因是妈妈在给女孩洗澡时发现女孩的乳房发育了。进行体格检查时，我发现这个女孩较同龄人胖，乳晕增大，乳房突出，并且长出了腋毛。我初步诊断孩子乳腺发育过早，让妈妈带孩子到儿童内分泌科诊治。后来随访时了解到，这个女孩发生了性早熟，幸好就诊时只是单纯乳房早发育，还没有发生卵巢发育以及性激素异常。

性早熟通常指男童在 9 岁前、女童在 7.5 岁以前呈现第二性征的现象。单纯乳房早发育是女童不完全性性早熟中最常见的类型，即除乳房发育外，不伴有其他性发育的征象，无生长加速和骨骼发育提前，不伴有阴道出血。中国女童的性早熟患病率约为 4.8%，需要重视的是，有 13%～18% 的患儿会发展成中枢性性早熟，确诊后应动态追踪观察。

中枢性性早熟患儿的性发育过程和正常青春期发育的顺序一致，只是年龄提前了，诊断依据如下：

（1）女童 7.5 岁前出现乳房发育或 10 岁前出现月经初潮。

（2）盆腔 B 超显示女童子宫、卵巢容积增大且卵巢内可见多个直径 4 mm 及以上的卵泡。

（3）血清促性腺激素及性激素与青春期水平相当。

（4）骨龄多超过实际年龄 1 岁以上。

（5）有线性生长加速的情况，年生长速率高于同龄健康儿童。

还有一种外周性性早熟，患儿有第二性征发育和激素水平升高的表现，但无性腺的发育。发病可能与性腺肿瘤、肾上腺疾病、外源性因素（如含雌激素的药物、食物、化妆品等）有关。此外，中枢神经系统异常，如下丘脑错构瘤、视交叉部胶质瘤、松果体生殖细胞瘤、垂体囊肿外伤，以及颅内放疗、化疗等，均有可能导致性早熟。原发性甲状腺功能减低症也可能导致外周性性早熟。

2. 如何诊断性早熟

确定中枢性或外周性性早熟需进行以下检查：

（1）基础性激素测定。基础血清促黄体生成素（LH）值测定或激发试验，人绒毛膜促性腺激素（β-HCG）、甲胎蛋白（AFP）筛查，是诊断分泌人绒毛膜促性腺激素生殖细胞瘤的重要线索，对雌激素和睾酮水平升高有辅助诊断意义。

（2）促性腺激素释放激素（GnRH）激发试验，用于鉴别单纯性乳房早发育或中枢性性早熟。

（3）子宫卵巢 B 超。女童盆腔 B 超检测显示子宫长度为 3.4 ~ 4.0 cm，单侧卵巢容积为 1 ~ 3 mL 并可见多个直径 4 mm 及以上的卵泡，可认为卵巢已进入青春发育状态，但这项检查结果不能单独用来做诊断。

（4）骨龄，是预测成年身高的重要依据。

（5）病因学诊断。中枢性性早熟者需做脑 CT 或 MRI 检查，重点检查鞍区。外周性性早熟者应按照具体临床特征和内分泌激素初筛结果，进行进一步的内分泌检查，并按需做性腺、肾上腺或其他相关器官的影像学检查。

3. 性早熟需要治疗吗

一般来说，患儿的骨龄增长和性征发育加速显著，超过线性生长，将导致终身身高受损时，需要治疗。骨龄越大，剩余的生长潜能越小，可增长的身高也越少，普遍认为6岁以前开始使用促性腺激素释放激素类似物（GnRHa）治疗的女童身高增长明显，但对于8岁以后的女童的最终成年身高改善作用有限。女童骨龄超过12.5岁或男童骨龄超过14岁，不宜单独进行 GnRHa 治疗，并应避免过度医疗。

在接受 GnRHa 治疗的过程中，建议每3个月监测一次性发育情况、生长速率等，每半年监测一次骨龄。

4. 单纯性乳房早发育的生活建议

成人洗漱、护肤用品可能含有雌激素样活性物质，应避免使用。

避免服用营养滋补品，比如蜂王浆、蜂胶等。

避免开灯睡觉，长期开灯睡觉不仅影响儿童免疫力和睡眠质量，还会抑制褪黑素的分泌，导致促黄体生成素及卵泡刺激素（FSH）的分泌增加，最终引起中枢性性早熟。

经常看言情类影视剧会刺激脑下垂体分泌卵泡刺激素及促黄体生成素等，最终增加中枢性性早熟的发生风险，应尽量避免儿童看言情类影视剧而导致性早熟。

减少食用高脂肪食物、饮料，控制体重，避免肥胖。高脂肪食物含有较高的热量，过高的热量会引发内分泌紊乱，从而增加中枢性性早熟的风险。脂肪能够为青春期身体发育提供能量，但是脂肪细胞分泌的瘦素会刺激下丘脑垂体分泌各种激素，从而导致中枢性性早熟。

5. 初生宝宝的乳房发育是性早熟吗

有些妈妈发现，婴儿从出生起，乳腺处便存在一个硬核，以男婴多见，有些婴儿出生时还有乳房红肿、泌乳的情况。这种现象并不是性早熟的表现。

分娩时，婴儿会经历母体性激素突然减退的情况，胎盘源性性激素对下丘脑 – 垂体 – 性腺轴的抑制作用因此消失，从而会导致促性腺激素水平在短期内显著升高，并进一步引起性激素分泌高峰。这种情况具有自限性，随着宝宝年龄的增长，这种单纯的乳房发育会逐渐消退，绝大多数宝宝可以自行恢复正常。

按照某些地方的风俗，要在婴儿出生后挤他的乳头。但这种挤压可能会造成皮肤的破损，继而使得皮肤表面的细菌乘虚而入，造成新生儿乳房有红、肿、热、痛的表现，易引发乳腺炎。这个风俗习惯应该被摒弃。

第四节
男性乳腺发育

有位妈妈带着儿子来到乳腺门诊。男孩坐在凳子上，不好意思地搓着双手，他妈妈用很小的声音说："医生，我儿子的胸部很大，像女孩一样，最近还发现胸部有硬核，有些疼痛，你说这是怎么回事？"

男性乳腺发育的病例其实在门诊是比较常见的。这些男性往往很自卑，不敢运动，尤其不敢去游泳，由于他们穿合身的衣服时乳头也很突出，所以常常含着胸，性格也比较内向。

男性乳房发育症是由生理性或病理性因素引起雌激素

与雄激素比例失调而导致的一种男性乳房组织异常发育，也有一些肥胖男孩的乳房发育是以脂肪积累为主的，形状和女性乳腺一样，乳头和乳晕偏大，甚至出现了下垂。如果乳房内出现质地比较硬的肿块，或者是有肿瘤家族史的患者，需排除乳腺癌的可能。

1. 男性的乳腺发育有几种类型

新生儿期的乳腺发育，其发生率为 60%～90%，表现为出生时乳房结节增大。这是由母体或胎盘的雌激素进入胎儿血液循环且作用于乳腺组织而引起的。一般 1～3 周内消退，偶可见持续数月甚至数年的情况。

青春期男性乳房发育，常发生在 10～12 岁，通常发生在双侧，13～14 岁时患病率达到高峰，表现为乳房逐渐增大但直径不会超过 4 cm。在发病后，乳房可能会有持续 6 个月的压痛，但会随着腺体组织发生纤维化以及炎症反应或组织拉伸而减轻。随后，大约 80% 的男性，其乳房发育会在 6 个月到 2 年内消退，约 20% 的青春期男性乳房发育会持续至成人期。若出现乳房直径 4 cm 及以上、可触及纤维腺体、乳腺腺体快速增大等情况，这类患者应注意基础疾病。

老年期男性的乳腺发育：以 50 ~ 80 岁的老年男性最为常见。这些老年男性大多伴有不同程度的睾丸功能下降，雌激素和雄激素的代谢已发生异常，包括血浆总睾酮水平下降、血浆游离睾酮水平降低、性激素结合球蛋白（SHBG）水平升高。此外，老年人身体组织中脂肪含量增加，使外周组织的芳香化酶作用增强，上述变化使血浆和乳腺组织中雌激素和雄激素的比值升高，就会导致乳腺组织增生，并且这种现象随着年龄的增长而变严重。但对于老年人，确诊前要先排除器质性疾病的可能，如患有分泌雌激素的肿瘤、心血管疾病、肝病、肾病，或者常服用多种药物，这些情况也可能引起乳腺增生。

成年男性确诊乳腺增生前需要排除疾病引起男性乳腺发育的情况。一些疾病会引起雌激素水平增高：睾丸肿瘤（绒癌、畸胎瘤及少数精原细胞瘤）；肝硬化、酒精中毒（肝功能减退时，肝对雌激素的降解功能减弱，同时雄激素的芳香化作用增强，使雌激素相对增多）。此外，还有一些疾病会引起雄激素分泌过少：如无睾症、睾丸炎，甲亢、甲减，以及口服药物引起的慢性肾功能衰竭。

2. 男性乳腺发育症怎么治疗

依据乳腺组织中乳腺实质与脂肪组织的增生程度不同，男性乳腺发育可以分为三种类型：

（1）腺体型。增大的乳房以乳腺实质增生为主。

（2）脂肪型。增大的乳房以脂肪组织增生为主。

（3）腺体脂肪型。增大的乳房中乳腺实质和脂肪组织均有增生。

像上文提到的男孩，本身比较胖，可以看到乳房突出于皮肤，触诊发现乳房处不像脂肪那么柔软，可以摸到质地韧的腺体组织，且乳晕已经扩大。我建议他先减重，再评估乳腺增生的情况，如果他还觉得影响美观，可以选择手术治疗。手术时可以选择隐蔽的切口位置，采用腔镜等技术，让瘢痕更小。

第三章

生病的乳房

第一节
乳腺疾病的预防和手术治疗

1. 如何进行乳腺自检

姜女士，50岁，最近洗澡时摸到乳房内长了一个肿块，赶紧去乳腺专科就诊。医生查体后告诉她，她摸到的肿块其实是乳腺腺体。姜女士困惑，请教医生乳腺腺体到底是什么样子，该如何进行自我检查。

女性乳房主要由小叶（产生母乳的腺体）、导管（将母乳从小叶运至乳头的小管）和基质（脂肪组织、导管和小叶周围的结缔组织、血管、淋巴管）组成（图3-1）。

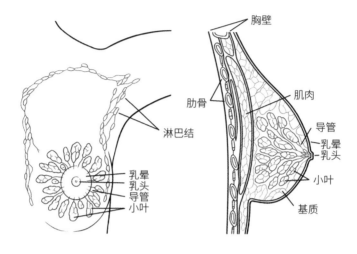

图中标注：胸壁、肋骨、肌肉、导管、乳晕、乳头、小叶、基质、淋巴结、乳晕、乳头、导管、小叶

图 3-1　乳房的组成

　　正常的乳房外观大小正常，两侧基本对称，形状均匀，双侧乳头位于同一水平，乳房皮肤色泽正常。若出现以下变化，应该到乳腺专科就诊：乳房皮肤出现下陷或凸起，乳房红肿、疼痛，出现皮疹、溃破；乳头出现抬高或内陷，位置出现改变，糜烂及脱屑，乳晕有湿疹样改变；乳房可触及肿块或乳头出现溢液等。

　　自检方法：站在镜子前，脱去内衣，自然站立，双手叉腰，观察镜子中的乳房；举起手臂，再次观察镜子中的乳房；平卧，触摸乳房，检查有无肿块、压痛等异常。

触诊方法：用左手触摸右乳房，右手触摸左乳房，触摸时，几根手指并拢伸直，一般沿乳房外上、外下、内下、内上等顺序，平稳缓慢地转圈移动，切记不要抓捏乳房，然后用拇指和食指挤压乳头，检查是否有从乳头流出液体的迹象。最后用指尖触摸腋下有无肿块。坐立位重复以上触诊动作（图 3-2）。

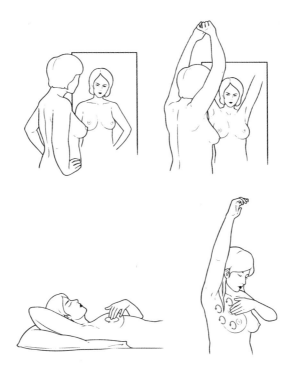

图 3-2　乳房自检

2. 哪些生活方式危害乳腺健康

饮酒

饮酒会提高女性患乳腺疾病的风险，饮酒量越多，患病风险越高。与不饮酒的女性相比，每天饮酒的女性患乳腺疾病的风险增加 7% ~ 9%。且饮酒量增加，患病风险随之增加，最高可比不饮酒女性高 1.5 倍。

高脂饮食

高脂饮食会导致超重或肥胖，使体内脂肪组织增多。乳腺疾病，尤其是乳腺肿瘤跟雌激素分泌密切相关。绝经前女性的雌激素大部分由卵巢产生，绝经后卵巢停止分泌雌激素。雌激素主要是脂肪通过芳香化酶转换来的。因此，身体增加脂肪组织的同时会增加雌激素量，从而使乳腺癌的患病风险增加。此外，有研究显示，超重也会导致体内胰岛素水平升高，从而提高患乳腺癌的风险。

不运动

与运动的女性相比，不运动的女性患乳腺癌的风险有所增加。运动可能会影响女性雌激素和孕激素的水平，可以降低绝经后女性体内脂肪促进雌激素分泌的效率，运动还可以提高机体免疫功能。

未生育或未进行过母乳喂养

从来没有怀过孕的女性，或在 30 岁以后才生育第一个孩子的女性，患乳腺癌的风险约是 30 岁前生育女性的 2 倍。多次怀孕、在较年轻时怀孕可以降低患乳腺癌的风险。有研究指出，每生一个孩子患乳腺癌的风险会降低 7%。女性选择母乳喂养也可以降低患乳腺癌的风险。

避孕、绝经后进行激素替代治疗

激素替代疗法（使用雌激素和孕激素）被用来缓解更年期症状，预防骨质疏松。但近年有研究发现，绝经期后的女性联合应用雌激素和孕激素可能会使患乳腺癌的风险增加 25%。因此，大家需要在专科医生的严密监管下进行激素替代治疗。

内衣不合适

穿戴不合适的束胸、文胸，会对乳房的发育产生影响。

妈妈们应该协助孩子选购合适的内衣，并根据孩子的发育情况适时更换内衣的种类与杯型。内衣要勤洗勤换，保持清洁，晚上睡觉时记得把内衣取下。束胸是不可取的，它不但会影响血液循环造成乳腺发育不良和乳头内陷，甚至会限制胸廓及肺的发育。

挤乳头

有些地方有这样的风俗，宝宝出生后一定要挤一挤乳头，不挤的话，可能会发生乳头内陷或者乳腺管不通。这样做其实没有必要，而且会导致乳腺炎甚至乳腺脓肿，而挤压乳头可能会损伤乳腺腺体组织，造成青春期乳腺发育不良甚至乳房缺失。

此外，出于内分泌方面的原因，青春期女孩的乳房可能会出现胀痛，乳头出现痒痛，这时避免挤揉乳房，特别是乳头。

3. 不良情绪与乳腺疾病有关系吗

因自己的孩子患病，一位 34 岁的妈妈情绪极度压抑。这位妈妈在短短 3 个月内，乳腺肿物从无到有，并迅速长大，最终被确诊为乳腺癌。

这位年轻妈妈的乳腺癌病情为什么会进展得如此之快？和她的焦虑、抑郁等不良心理有一定关系。

不良情绪跟乳腺疾病有什么关系呢？

古人认为乳腺疾病与七情、气滞有密切关系。

中医古籍《疡科心得集》中说"忧郁伤肝，思虑伤脾，积想在心，所愿不遂，肝脾气逆，以致经络痞塞，结聚成核"。从字面意思我们可以看出忧郁、焦虑、思虑过多、事不如意会导致气机不畅，经络堵塞，久而久之乳腺就出毛病了。

从西医的角度来讲，长时间的抑郁、焦虑、过度劳累、精神紧张等负面情绪可作用于机体的下丘脑－垂体－卵巢轴，导致垂体前叶和卵巢功能失常，使黄体素的分泌有所减少，孕激素、雌激素、泌乳素等激素则分泌增多。乳腺长期处于这种不能恢复或恢复不完全的状态，会产生乳腺增生、乳腺结节，甚至引发乳腺肿瘤等乳腺相关疾病。

4. 为什么城市女性乳腺疾病高发

虽然与农村相比，城市女性疾病普查的意识强，乳腺癌能更早地被发现，但城市女性的乳腺癌发病率却在逐年升高。

大城市女性的生活习惯逐渐现代化，工作、生活压力颇大，还养成了许多与乳腺疾病的发生相关的生活习惯，比如经常吃高热量的快餐；生育年龄推迟，未育或第一胎生育年龄大于 35 岁；月经的时间延长，初潮早于 12 岁、绝经迟于 50 岁，加之产后不哺乳或哺乳时间短等；昼夜生活不规律，夜间过多暴露于灯光之下（尤其是荧光灯等产生蓝色光谱的光，会干扰或抑制肿瘤的激素生成，增加患乳腺癌的风险）。这些习惯，导致我国大城市女性乳腺癌的发病率逐渐接近西方国家。精神抑郁、工作压力大、城市污染等也是大城市女性罹患乳腺癌的重要因素。

及早发现乳房异常是预防乳腺癌的第一道防线，建议女性朋友在每个月经周期后自查乳房，40 岁以上女性应定期到医院请外科或乳腺专科医师进行乳房检查（如乳房钼靶检查和彩超检查等）。培养良好的生活习惯，健康饮食、规律睡眠、加强锻炼、保持标准体重等，对预防乳腺癌至关重要。

5. 乳腺疾病能预防吗，只能顺其自然吗

乳腺癌发病率逐渐升高，现已位居女性恶性肿瘤首位，虽未发现明确致病原因，但并不是说乳腺疾病无法预防。

研究表明，精神因素、雌激素等与乳腺疾病密切相关。但也有一些危险因素会令我们无能为力，比如年龄增加、乳腺癌家族史、民族和种族、乳腺腺体致密、初潮年龄早、55 岁后经历更年期、暴露于己烯雌酚等。

还有很多与乳腺疾病相关的因素可以人为干预其影响，比如饮酒、超重与肥胖、不运动、未生育、未母乳喂养、服用避孕药、绝经后激素治疗等。

6. 钼靶检查会增加患乳腺癌的风险吗

罹患乳腺癌的高危因素包括胸部放疗史，但钼靶检查不会增加患乳腺癌的风险。常规的钼靶检查辐射剂量小，并且次数有限，所以不会导致乳腺癌。钼靶对于细小钙化病变敏感，做这项检查有助于诊断早期乳腺癌。

7. 微创手术适合治疗哪些乳腺疾病患者

24 岁的王女士，体检发现右乳存在大小约 3 cm × 2 cm 的结节，超声检查报告为 BI-RADS 3 类肿物，患乳腺纤维腺瘤的可能性大。王女士找乳腺专科医生就诊，想要进行肿物微创切除。和王女士一样，很多女性在选择做手术之前，都会通过网络了解一下背景，当知道有乳腺微创手术后，常常倾向于选择微创手术。

任何手术都有适应证，严格按照适应证来做手术才能达到满意的效果。乳腺肿物微创切除术的适应证是什么呢，手术又是如何操作的呢？

乳腺微创手术相对于开放手术优势明显，创伤小、瘢痕少、切除精准，可通过单一切口切除一侧乳腺的多个结节。此外，乳腺疾病表现多种多样，微创旋切术对于超声发现的乳腺小结节病理定性也有绝对优势。一般直径1～3 cm大小的乳腺肿块最适合使用微创手术切除。如果肿块过大，微创手术切不干净，容易引起残留，术后出血风险也相应增加。且微创手术更适宜用以切除藏在深处、摸不到的乳腺肿块。借助B超探头的引导，手术医生可以更精确地定位肿块，并做到"定点"清除。

乳房内若存在粗大的钙化灶，则不建议做乳腺肿物微创旋切。原因有两点：其一，较大的钙化灶硬如石子，微创刀会受到损伤，切除不净；其二，多数钙化灶在超声下无法显示，需要钼靶检查才能发现，而微创手术是在超声引导下完成的，因此手术容易遗漏细小的钙化灶。

以乳头溢液为表现的乳腺疾病不属于微创手术适应证，因为乳头溢液常不合并超声可及的肿物，医生无法明确病变所在的乳管。

此外，乳腺有"危险三角区"，如果肿块长在以下三个位置，也不适合做微创手术。一是**胸骨旁乳腺边缘的肿块**：此位置周边有动脉，一旦出血量大且血管回缩到肌肉层，会造成止血困难。二是**乳头乳晕处的肿块**：这个部位的乳腺导管丰富，且神经敏感。经验丰富的医生设计的乳晕环形切口，再加上细致的缝合技术，完全可以达到接近"无痕"的效果，所以选择微创手术意义不大。三是**靠近腋下的肿块**：腋下"深藏玄机"，该区域内血管和神经纵横交错，旋切针有一定的长度，可能会误伤血管和神经，此区域选择直视手术方式更为安全。

8. 除了微创手术，还有哪些常见的乳腺手术

发生乳腺脓肿可以行脓肿切开引流术。出现乳腺肿物可以选择乳腺肿物切除术，肿物较大或者周边腺体合并病变，则可以选择乳腺区段切除术。

治疗乳腺恶性肿瘤可以选择乳腺癌改良根治术或保乳

根治术（图 3-3）。治疗乳腺癌的同时或治疗后可进行乳腺整形手术，进行乳房重建，这时可以选择假体植入或自体组织重建术。上述手术均可选择结合腔镜技术或机器人进行手术。

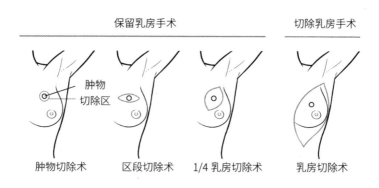

图 3-3　常见的乳腺手术

9. 乳腺癌手术治疗，切除范围越大越好吗

在手术治疗乳腺癌的过程中，大多患者认为，为了防止乳腺癌复发，应该进行大范围切除，范围越大，肿瘤越不容易复发。

其实在乳腺癌的治疗过程中，手术治疗只是其中一环。国内外多项研究显示，保乳手术与大范围切除的治疗效果是等效的。如果乳腺癌发现得及时，并能够对其进行综合治疗，保乳手术既可以保持乳房外观的完整性，又可以达到乳腺癌根治的目的。

如果肿瘤较大，可以在手术前进行化疗等治疗，这被称为新辅助治疗，治疗后肿瘤缩小，以便再评估能否进行保乳手术。

如果不能进行保乳手术，也可以采用整形技术保留乳房的形态。

10. 减重手术后乳房下垂怎么办

有个两年前做过袖状胃减重手术的患者来乳腺门诊就诊，术前她的体重差不多100 kg，性格很内向，不爱说话。减重手术后，体重降到了70 kg。体重下降后身材变苗条了，但却出现了另一个问题：随着皮下脂肪的减少，皮肤的回缩速度没有跟上体重下降的速度，双侧乳腺出现了下垂，像两个面口袋一样。所以，她此次就诊是想解决乳房下垂的问题。

我国人群肥胖发生率逐年上升。为了降低与肥胖相关的医疗风险，可以通过减重手术、控制饮食和运动来减轻体重。大幅减重（减重 22 kg 以上）后，患者经常遗留有多余的皮肤。有很多女性在减肥前乳房丰满，而减到目标体重后乳房却出现了严重变形，由此产生的皮肤冗余和乳房下垂困扰着减重群体。出于这个原因，越来越多的减重者就诊，希望解决这些问题。

乳房容量严重减小导致乳房下垂时，乳头的位置可能会向内侧移位，冗余的皮肤会与背部的组织融为一体，模糊了乳房的外侧弧线，而减重前拉伸的皮肤也会失去弹性。

但这些难不住技术精湛的医生，根据乳房畸形的严重程度、患者想要的乳房大小以及外科医生的手术经验，医生可以通过腺体折叠固定和缝线悬吊技术令患者得到满意的长期效果。

如果有腹壁和乳房整形双重要求的患者，最好先处理腹壁再处理乳房。这是因为腹壁皮肤下拉后，乳房下皱襞也会下移，乳房下横切口的位置就要调整。

减重是个系统工程，除了体重下降外，要想达到外形完美，也要关注后续的身体调整方式。

第二节
乳腺癌患者诊疗记录

　　深秋的一天，我的诊室里来了一位 38 岁的女性，她叫小敏（化名）。她扎着高高的马尾，穿着一身牛仔装，安静又温和。她和大多数来就诊的患者一样，对乳腺疾病的治疗很重视，总是听我把话讲完，认真记录着要做的事情，并且按时复诊。她的治疗过程很典型，于是我就记录下了她的就诊过程。

1. 乳房的求救信号

小敏就诊的原因，是她摸到乳房上有个肿块，但并没有感到乳房疼痛。她最近刚做完一个工作上的大项目，一边工作，一边还照顾着正在上幼儿园的孩子。她精力充沛，吃得香、睡得香，对于工作和生活充满信心，享受着生活中的每一天。对于她来说，乳房疾病的求救信号，其实没有那么明显。

乳房疾病常见的症状是疼痛、肿块以及乳头溢液。

乳房疼痛

乳房疼痛是乳腺门诊患者中最常见的就诊原因。

周期性乳房疼痛常为胀痛或钝痛，多累及两侧乳房，疼痛严重者不可触碰，常在月经前数天出现或加重，经后明显减轻或消失。非周期性乳房疼痛因情绪、饮食、睡眠、变化而波动。

女人青春期、孕期、产后以及人工流产后均可发生乳房胀痛。这种胀痛多是生理性疼痛，会自行消失，不需要特殊治疗。可能合并的乳腺疾病有：乳腺囊肿、纤维腺瘤、导管扩张症、非哺乳期乳腺炎。但也可能是乳腺癌晚期因病灶侵袭神经导致的疼痛。

乳房肿块

乳房肿块也被称为乳腺结节。肿块直径超过 1 cm，位置较浅时可以在自检时触及，或在体检时发现。

乳头溢液

乳头呈现多孔溢液，溢出无色透明液体或者黄色黏稠液体这种现象可能出现在患乳腺增生和浆细胞乳腺炎时，或出现在孕期、流产后或者回乳后。如果是深红色的溢液，发生在单侧，可能是导管内乳头状瘤或乳头状癌。溢液可能在查体时发现，也可能从内衣上残留溢液污染的痕迹中发现。

2. 确诊乳腺疾病需要做什么检查

在进行了简单的查体后，我为了明确小敏乳腺的情况，首先选择了乳腺超声检查。

乳腺超声是检测乳腺疾病的常用方法，简便快捷、价格低、无辐射，可以了解乳腺有无肿块，肿块大小、形态、位置以及血流情况，从而可以初步判断肿块的性质。

小敏的乳腺超声检查显示：右乳出现低回声区，考虑 BI-RADS 4A 类肿物；左乳出现低回声结节，考虑 BI-RADS 4A 类肿物。

为了进一步明确肿块的性质以及周围组织的情况，我还为她进行了乳腺核磁共振成像（MRI）和乳腺钼靶 X 线摄影检查。乳腺超声检查、乳腺钼靶 X 线摄影检查和核磁共振成像检查对于乳腺肿物的诊断和鉴别是各具特点的。

乳腺钼靶 X 线摄影检查，很擅长鉴别良/恶性钙化，对于早期癌和原位癌的诊断优势十分突出。乳腺超声检查和核磁共振成像检查对于肿块型的肿瘤诊断更具优势。其中，超声更经济、方便，每个医院基本都具备检测条件，也是我国进行乳腺癌筛查的主要检测手段。MRI 检查对于肿瘤与周围组织的关系以及良/恶性的肿瘤的鉴别更具优势，做乳腺核磁时使用药物强化可帮助肿瘤显影，同时建议在月经期结束后的 3 ~ 7 天进行检查，这个时候乳腺整体的血运最差，肿物显影最清楚，MRI 检查结果最准确。

小敏的乳腺钼靶 X 线摄影检查显示：右乳外上象限微小钙化灶，为 BI-RADS 4C 类肿物；左侧乳腺点状钙化，为 BI-RADS 2 类肿物；双侧腋前区域多发小淋巴结。乳腺 MRI

检查结果显示：右侧乳腺非肿块强化，为 BI-RADS 5 类肿物；左侧乳腺外下象限小肿块，为 BI-RADS 3 类肿物；左侧乳腺多发点状强化，为 BI-RADS 3 类肿物。

3. 如何解读检查结果

乳腺超声检查、乳腺钼靶 X 线摄影检查以及乳腺核磁共振成像检查对乳腺结节进行了影像学的分类，即 BI-RADS 分类，它是美国放射学会的乳腺影像报告和数据系统（Breast Imaging Reporting and Data System）的缩写。影像科的医生根据结节的形态、血运以及与结节周围的关系等，用统一标准进行诊断归类，再用统一的专业术语给出诊断报告。影像科医生对乳腺结节初步的描述，可用这样标准化的形式传递给临床医生。

BI-RADS 分为 0 ~ 6 类：

BI-RADS 0 类：不能评估性质及有无病变，需要再次进行影像学检查来完成评估。比如，临床触及肿块、乳头溢液、皮肤及乳头改变、不对称性增厚，为难以鉴别的乳腺疾病，虽然临床有体征，但是超声检查无征象。或者乳腺钼靶 X 线摄影检查发现有些组织缺乏自然对比，需要采用其他影像学检查进行诊断。这时均可以诊断为 0 类，提示临床医生进行下一步的诊断。

BI-RADS 1 类：超声等检查未见异常表现。像我们所熟悉的乳腺增生症，医生查体无临床阳性体征，影像学也没有什么改变，可能只有乳房疼痛这个症状，其影像学改变就通常是这个类别。此类患者建议每年复查乳腺 B 超。

BI-RADS 2 类：表示基本上排除恶性变，多涵盖以下情况：可确定的良性肿块（像单纯性囊肿、积乳囊肿、脂肪瘤）；可确定的良性钙化（如环状钙化、粗的斑点状钙化）。建议随访时间根据年龄及临床表现选择，每 6 ~ 12 个月复查一次。

BI-RADS 3 类：恶性肿瘤的可能性小于 2%。可以包含以下表现：椭圆形、边缘光整、平行位生长的肿块；多发性复杂囊肿或簇状小囊肿；脂肪坏死；脂肪小叶边缘产生的折射身影；术后瘢痕所致的结构扭曲。建议患者每隔 6 ~ 12 个月复查一次。

BI-RADS 4 类：恶性肿瘤的可能性为 2% ~ 95%，需进行穿刺或切除活检。4 类还分为三个子类别：

（1）BI-RADS 4A 类：恶性肿瘤的可能性为 2% ~ 10%。用来表述需要临床处置但恶性程度较低的疾病。其病理报告可能是恶性的，也可能是良性的。虽然大部分病变考虑为良性病变，但要积极进行活检或细胞学检查，一般建议3～6个月复查一次。

（2）BI-RADS 4B 类：恶性肿瘤的可能性为 10%～50%。4B 类表示中等拟似恶性的疾病，介于 4A 类与 4C 类之间。

（3）BI-RADS 4C 类：恶性肿瘤的可能性为 50%～95%。4C 类表示中等稍强拟似恶性的疾病，但不具备 5 类那样典型的恶性特点。此类中包括例如边界不清、不规则形的实体性肿块或者新出现的微细的多形性簇状钙化。其病理结果往往是恶性的。

BI-RADS 5 类：恶性肿瘤的可能性大于 95%。肿物多形态不规则；与皮肤不平行或高大于宽；边缘不光整，呈毛刺状，微钙化；可伴腋下淋巴结转移等。

BI-RADS 6 类：已活检证实是恶性的肿瘤。

综上所述，BI-RADS 1～3 类乳腺结节一般建议定期复查。如果合并家族史，3 类结节应积极处理，如果结节较大并逐渐生长时，要密切观察。BI-RADS 4～5 类病灶建议穿刺或进行手术病理检查，明确结节性质再予以下一步治疗。BI-RADS 6 类系已经明确诊断为乳腺癌，正在进行诊治。

再看小敏的病情检查结果，我们发现超声、钼靶、核磁检查结果不一样，需要经过临床医生的综合评价来判断。小敏的右侧乳腺肿物在全部检查中都可以看到明确的阳性变化，所以右乳肿物高度怀疑是乳腺癌，应该积极取得病理诊断，积极治疗。虽然超声提示左侧肿物病变分类较高，但钼靶、核磁影像改变均在 3 类以下，所以仍可以临床观察，暂不行处理。

4. 乳腺结节和乳腺肿块的区别是什么

乳腺结节是对乳腺可疑病灶的一种模糊的描述，最常出现在乳腺体检报告和超声报告中，也是女性朋友们经常说的一个名称。大多数人对它有以下误解：很多人都有乳腺结节，并不是什么大事。

其实乳腺结节和乳腺肿块通常没有区别，只是基于医生习惯的两种不同的表述。乳腺结节多是辅助科室医生或门诊病历中使用的名词，当影像学诊断比较明确时，才会将乳腺结节写明为乳腺增生、乳腺囊肿。如果考虑恶性肿瘤可能性大时，会诊断为"乳腺实性肿物待查"。如果高度怀疑乳腺癌，医生则会倾向于记录为"乳腺肿物性质待查：乳腺癌待排除"。

所以，乳腺结节不代表良性结节，也有可能是恶性结节。获得病理诊断很重要，因为病理报告上会写明乳腺良性肿瘤的名称或乳腺恶性肿瘤的类型。如是乳腺增生，会诊断为乳腺腺病。

5. 出现乳腺结节可能是什么疾病

最常出现乳腺结节的几种疾病如下。

乳腺增生

这是乳房疼痛最常见的原因。增生也可引起肿块，大多不规则，而且肿块相对比较软，和月经周期有关。乳腺增生不是肿瘤也不是炎性病变，有时仅是乳腺的生理状态表现。

乳腺囊肿

囊肿由一层比较薄的囊壁及其包裹起来的液体构成，可以简单比喻为一个"水球"。乳腺囊肿里面的液体可能是由囊壁上的细胞分泌出来的，也有可能是乳汁潴留形成的，还有可能是炎症导致的。囊肿常常比较小，并且多发，触摸不到肿块。如果囊肿较大，可以触及肿物比较光滑，有韧感，可以活动，没有压痛，在彩超下表现为无回声结节。但如果囊壁不均匀地增厚以及增长速度较快，也需要进行病理诊断。

乳腺纤维瘤

一般多为规则的圆形肿物，质地比较韧，活动度较大，与皮肤是没有粘连的，也没有明显的触痛，多发生在年轻女性中，是乳腺最常见的良性病变。

乳腺炎性肿块

哺乳期引起的乳腺肿块，伴随发热、哺乳困难、乳房疼痛和局部皮肤温度升高并发红。炎症若被控制，肿块很快会被吸收，如果炎症持续不消退或非正规按摩时形成乳腺脓肿，也会出现脓肿破溃。

而非哺乳期乳腺炎引起的肿块可能与自身免疫系统、不典型的细菌感染、乳房外伤等有关，大部分是突然形成的肿块，多数伴有疼痛，质地比较硬，肿块治疗效果往往不好，形成脓肿，破溃后会出现迁延不愈的窦道。

乳腺癌

乳腺癌发病年龄在我国呈现出"两个小高峰"：一个在 45 ~ 55 岁；另一个在 65 ~ 75 岁。但 30 岁左右发病的乳腺癌患者在临床上也常见。

乳腺癌多表现为单发无痛性肿块，边界不清晰，肿块固定，活动度小，无压痛。肿物表面的皮肤会出现"橘皮征"改变或者"酒窝征"表现，这提示病变较久，皮肤和淋巴管已经受累，可合并腋下淋巴结肿大。

6. 乳腺结节需要治疗吗

在门诊，乳腺 2 类和 3 类的结节是很常见的。尤其是 3 类结节，最让患者困惑，既可以做手术，又可以不做，主要还是取决于患者的治疗意愿，而且很多时候不同医生给的建议也是不一致的。

小敏左乳结节就存在这种情况。超声检查提示左乳低回声结节，考虑为 BI-RADS 4A 类肿物；但是乳腺钼靶 X 线摄影检查左侧乳腺点状钙化，考虑为 BI-RADS 2 类肿物；MRI 检查提示左侧乳腺外下象限小肿块，考虑为 BI-RADS

3类肿物；均不考虑为乳腺癌。那么她的左乳结节需要治疗吗？

我依据临床经验，建议乳腺结节有以下情况之一可以考虑切除。

无论是哪种检查提示 BI-RADS 4 类，不论肿物大小，都需要积极地进行检查以及进行病理定性。

如果是新发现的单发肿物，虽然分类是 BI-RADS 3 类，但有以下情况：肿瘤家族史、近期计划怀孕、肿物直径超过 2 cm，建议积极手术，进行完整切除。

如果定期检查时，发现乳腺肿物出现增大、边界不清、血流信号，也建议进行手术切除。

因为乳腺手术创伤小、恢复快，而且乳腺结节经药物治疗消退的可能性小，所以建议进行手术完整切除。我给小敏的建议是，对左乳结节也进行穿刺病理学检查。

7. 如何明确乳腺结节的性质

对于高度怀疑乳腺癌的乳腺占位病变，医生通常建议取得病理诊断，方法有细针穿刺活检、空心针穿刺活检、完整手术活检等。

细针穿刺

细针穿刺活检是通过使用直径为 0.6 ～ 0.8 mm 的细针，依靠细针自身的吸取作用吸取肿瘤标本。由于穿刺针的直径很小，因此取样后以细胞诊断为主。细针穿刺活检的穿刺创伤小、并发症少、操作便捷，可以用于乳腺癌的初诊或筛查，但其诊断准确度较低，难以区别原位癌及浸润癌，现在临床上已经较少使用这类检查。

空心针穿刺

俗称粗针穿刺，穿刺针直径通常 2 mm 以上，能够取出 2 cm 长的病变组织。比细针穿刺所获的组织量更多，可以进行组织学和细胞学病理诊断，还可以进行 ER（雌激素受体）、PR（孕激素受体）、HER-2（人表皮生长因子受体 2）等免疫组织化学检查，多在超声引导下进行。

手术活检

穿刺活检只是诊断方式，不能起到治疗的作用。而手术活检，可以完整地切除肿物，冷冻病理检查可以在 30 ～ 60 分钟出结果，可以提前准备全麻手术，尽快进行根治。采用开放手术完整切除肿物，也可以使用微创旋切方法进行。

小敏对于以上活检病理的措施很担心，一方面担心疼痛；另一方面担心操作过程引起肿瘤扩散。这也是大多数乳腺疾病患者考虑的问题。其实，我们对此不必紧张，虽然活检是有创操作，但是是在局麻下进行的，其疼痛是大多患者可以忍受的。病理诊断后会及时地安排治疗，手术中医生会对穿刺点以及针道进行切除，不会增加肿瘤扩散的风险。

8. 什么情况下需要进行手术

小敏进行了彩超引导下双乳肿物的穿刺活检。最终经石蜡病理诊断为右乳肿物穿刺乳腺组织可见浸润癌，非特殊类型，部分呈原位癌表现，局灶见粉刺性坏死，免疫组化检测结果显示：ER（+70%）、PR（－）、Ki-67（+50%）、HER-2（3+）。左乳肿物穿刺乳腺组织局部呈腺肌瘤样增生，个别导管上皮增生。

术前临床诊断为右侧乳腺癌，具有手术指征；左侧为乳腺良性疾病，可以继续观察，无须手术治疗。

根据小敏右乳肿瘤的位置和大小，我们讨论手术方案，可选择：①保乳手术＋保乳手术后放疗；②乳腺全切手术；③由于患者比较瘦小，乳腺不大，可以选择保留乳头、乳晕的乳腺全切手术。同时进行前哨淋巴结活检，依据术中冷冻病理结果决定是否进行腋下淋巴结清扫。

小敏术前完善了相关检查，排除了其他脏器转移的可能，也排除了其他手术禁忌证。小敏和家人、医生商议后决定选择乳腺癌保乳手术＋前哨淋巴结活检术，术中冷冻病理：乳头、周围与基底切缘未见癌；（右侧腋下前哨）淋巴结未见转移癌（0/4）。根据术中冷冻病理结果提示，可以免除腋下淋巴结清扫，减少后续因淋巴清扫导致的上肢功能障碍。

详读病理报告

一、什么是 ER、PR、HER-2？

ER 与 PR 是两种蛋白质，分布在细胞膜上，能够接收和传递雌激素信号，促进癌细胞的生长和分裂。如果一个肿瘤细胞具有 ER、PR 阳性表达，那么可以进行内分泌治疗，可以控制肿瘤生长、预防肿瘤复发及转移。

HER-2 是一种蛋白质，受体为酪氨酸激酶，它参与了控制细胞增殖和分化的过程。如果一个肿瘤细胞具有 HER-2 阳性为免疫组化 HER-2 检测 3+ 或在 1+ 和 2+ 是 FISH 检测提示扩增，此结果表明乳腺癌细胞中 HER-2 基因过度表达或突变，会刺激癌细胞不断分裂生长，从而导致肿瘤的形成。因此，HER-2 阳性的乳腺癌通常需要针对 HER-2 的治疗，即为常说的靶向治疗。

二、什么是乳腺癌分期？

乳腺癌分期是根据肿瘤的大小、淋巴结转移情况和远处转移情况来确定的。目前常用的乳腺癌分期系统是 TNM 分期系统，其中，T 表示原发肿瘤大小和侵袭范围、N 表示淋巴结转移情况、M 表示远处转移。

根据这 3 个因素的不同组合，可以将乳腺癌分为以下几个阶段，简明表示如下：

0 期：原位癌，即肿瘤仅限于乳腺导管内，没有侵犯周围组织和淋巴结转移。

Ⅰ期：肿瘤大小在 2 cm 以下，没有淋巴结转移。

Ⅱ期：肿瘤大小在 2 ~ 5 cm 之间，或者有淋巴结转移但不超过 3 个。

Ⅲ期：肿瘤大小超过 5 cm 或有淋巴结转移超过 3 个。

Ⅳ期：肿瘤已经扩散到身体其他部位，如肺、肝、骨骼等。

三、什么是乳腺癌的分子分型？

乳腺癌的分子分型是指根据乳腺癌细胞中存在的不同基因变异情况，将乳腺癌分为不同的亚型。通过对乳腺癌分子分型的了解，可以为患者提供更加个体化的精准治疗方案，并预测患者的预后和复发风险。

《中国临床肿瘤学会（CSCO）乳腺癌诊疗指南 2023 版》（以下简称 CSCO 指南）对乳腺癌的分子分型做出了明确的说明，根据 ER、PR、HER-2、Ki-67（细胞增殖指数）这 4 个指标将乳腺癌划分为 5 种类型：Luminal A 型、Luminal B 型（HER-2 阴性）、HER-2 阳性（HR 阳性）、HER-2 阳性（HR 阴性）和三阴性乳腺癌（TNBC）。以上 5 种类型的乳腺癌，它们相应的治疗方案有所差异。同时，预后情况也是依次降低的，即 Luminal A 型为预后最好的分型，而 TNBC 型为预后最差的分型。

第三节
手术后的治疗

Q

1. 除了手术，还需要其他治疗吗

根据病理分期，小敏需要进行以下抗肿瘤综合治疗。

化学治疗

小敏的右乳诊断为乳腺浸润癌，病灶最大直径为 2 cm，患者年纪较小，免疫组化提示 HER-2（3+），因此需要进行术后辅助化疗。

靶向治疗

免疫组化提示 HER-2（3+），需要进行靶向治疗，常用药物有曲妥珠单抗和帕妥珠单抗，因患者分期早，使用前者单独治疗即可。

内分泌治疗

对于乳腺癌患者来说，内分泌治疗也是非常重要的，内分泌治疗可以通过减少激素的作用来阻止癌细胞的生长，疗效确切，还具有毒性小、使用方便的优点。

因为免疫组化提示 ER（+65％）、PR（+5％），所以需要进行内分泌治疗。患者的术后分期早，虽然年纪轻但不用像其他绝经前的女士一样进行卵巢抑制剂的治疗，也就是不用打肚皮针，仅需要口服他莫昔芬治疗即可。

放射治疗

小敏选择保乳手术，虽然手术切缘未见癌细胞残留，但为了减少肿瘤原位复发的风险，还需要进行放射治疗。

2. 术后治疗有副作用吗

化疗一般以 21 天为一周期，每周期第一天用药。化疗比靶向治疗副反应大，常见恶心、呕吐等胃肠道反应，还有骨髓抑制、肝肾功能损害，以及脱发、皮肤过敏等不适症状。但不良反应也是因人而异的，当患者出现以上化疗不良反应时，医生会给予对症治疗，如止吐、升白细胞、升血小板药物的支持治疗等。很多患者治疗后都表示并没有想象的那么可怕。患者家属也应帮助患者树立治疗信心，积极配合患者的治疗。很多科普文章为了博眼球，夸大化疗的副作用，推荐偏方，误导患者，这只会增加患者的焦虑，影响治疗方案的顺利进行。

靶向治疗通常没有不适症状，可能会引发过敏反应、对心脏可能存在可逆性的不良反应，可以监测心肌酶和心脏超声的射血分数。很多乳腺癌患者在靶向治疗期间就可返回工作岗位了。

在进行内分泌治疗期间，要严格按照医嘱用药，不能自行停药，要规律治疗至少 5 年，5 年后需要进行评估，判断是否继续服药或者调整药物，低危患者服用 5 年可停药。若服用他莫昔芬，每半年需要进行子宫内膜厚度的监测。

如果年轻女性进行卵巢抑制治疗，其间可能出现潮热、阴道干涩等症状；绝经后的女性可能出现骨质疏松引起的关节疼痛。但这些症状都可以得到对症处理，并得到缓解。

3. 治疗期间要注意什么

注意饮食多样性，可以适当多进食富含蛋白质的食物，如鸡肉、鸡蛋、牛奶等，尤其是素食者要注意补充优质蛋白类食物，比如豆类、牛奶，便于术后恢复。多进食富含膳食纤维的食物，注意避免油腻、辛辣刺激等食物的摄入。尽量避免食用有保健功能的食品和药品，需要中医调理的话，要到正规医院去问诊，服药期间注意肝肾功能的情况。

调整心态、保持乐观、保证充足的睡眠有助于机体恢复。有些化疗药物需要使用激素做预处理，可能影响睡眠，内分泌治疗期间也会出现潮热并可能引起失眠，可以使用药物对症处理。康复过程中出现的失眠，可以通过调整生活方式来改善，或尝试用针灸疗法或抗焦虑药物治疗，也可以通过正念冥想来帮助睡眠。

在治疗期间进行适度的体育锻炼，比如散步、轻柔的舞蹈，可以改善心肺功能，促进肠蠕动，减少静脉血栓发生，改善上肢功能。但应注意避免过于剧烈的运动，保持心率在 100 次 / 分以下。多进行室外运动、多晒太阳可以减轻骨质疏松症。

4. 术后如何进行患肢功能锻炼

拔除引流管前，患者可以进行前臂和手的功能锻炼。拔除引流管后，可以开始进行上臂和肩关节的活动。需要放疗的患者要尽早锻炼，以患侧手在枕后能自如地摸到对侧耳朵为达标，以便放疗进行。其他患者也应该及时锻炼，避免发生肩周关节炎和胳膊肌肉萎缩。

初期可以练习手爬墙。比如正向爬墙，就是面向墙，双手向上爬墙，保持位置一样高；或侧方爬墙，即侧身站在墙边，单侧手指爬墙。行腋下淋巴结清扫的患者要注意避免上肢负重的力量训练，以柔韧性的训练为主，避免出现上肢淋巴回流受阻。

5. 术后多久复查一次

乳腺癌术后第 1 ~ 2 年，建议每 3 个月进行一次复查；

术后第 3 ~ 5 年，建议每 6 个月进行一次复查；术后 5 年，建议每 12 个月进行一次复查。复查的影像学项目包括乳腺超声，腋下、锁骨上、颈部淋巴结超声，胸片或胸部 CT 检查，腹部超声或腹部 CT。复查的血液检查包括肿瘤标志物、肝肾功能以及血常规检查。

还推荐每年复查一次乳腺钼靶 X 线摄影检查、乳腺 MRI、骨扫描、头颅强化 MRI。如果分期比较晚或肿瘤标志物升高，则要进行胸部、腹部和头颅的强化 CT 或 MRI 检查。肿瘤标志物水平持续升高是肿瘤出现进展的提示，如果常规检查没有异常，需要进行骨扫描和 PET-CT（正电子发射计算机断层显像）检查，当骨扫描有异常时，应对相应部位进行 CT 和 MRI 检查，必要时进行骨穿刺获得病理结果，明确是否发生骨转移。

第四节
为什么她们"延误"了治疗

Q

1. 不进行乳腺体检的危害

A 女士是在体检后发现的乳腺肿物，术后病理检查发现乳腺肿瘤直径仅 2 cm，但腋下淋巴结处发现了 10 枚以上的转移。因为乳腺肿物小，A 女士并没有明显的乳腺不适感，也没有进行乳腺体检的习惯，所以在首次发现时乳腺肿物就已合并多枚腋下淋巴结转移。

建议女性朋友们进行规律的乳腺体检。我国有免费的"两癌筛查"项目，可以选择乳腺超声检查，若超声提示异常，可以免费进行乳腺钼靶 X 线摄影检查。

也提倡大家自行到医院进行全面的健康体检，40 岁以上的女性建议每年进行一次乳腺超声检查，每两年进行一次乳腺钼靶 X 线摄影检查。对于有家族史等高危因素的女性，这两项检查的周期要缩短，必要时进行乳腺 MRI 检查，开始 MRI 检查的时间可以早于 40 岁。

2. 原位癌就安全了吗

在 B 女士的认知里，原位癌不是癌，手术切除就可以了。所以 B 女士在原位癌保乳手术后，没有进行规范的治疗。但原位癌很容易出现原位复发。所以对于乳腺原位癌的治疗原则是"麻雀虽小、五脏俱全"，尤其应注重放疗和内分泌治疗。如果存在微浸润，还需要评估是否要进行化疗。

原位癌也要注意复查，复查时要注重乳腺的全面检查，尤其是乳腺钼靶检查，警惕原位复发。

3. 长得像"乳腺炎"，却是乳腺癌

C 女士发现右侧乳房发红、肿大，以为是乳房发炎了，

进行了消炎治疗，经过两个多月的治疗，右乳皮肤却更加肿硬，右侧腋下淋巴结也肿大了，整个乳房变得像石头一样硬邦邦的。经过检查后，C 女士被确诊为"炎性乳腺癌"。

炎性乳腺癌是一种特殊类型的乳腺癌。乳房常呈弥漫性变硬变大，皮肤发红、发热，伴有明显的水肿，呈"橘皮征"外观。这是一种发病率较低的乳腺癌，由于肿瘤恶性程度高，较易发生局部复发和远处转移。

炎性乳腺癌不会像乳腺炎一样引起全身炎症反应——发热和白细胞升高。如有发热也表现为低热或中等热度；使用抗生素无效，肿胀持续不易消退，也不会化脓；常伴随着腋下淋巴结的肿大。

针对炎性乳腺癌要及时诊断，进行化疗后再评估是否能完整切除，并且要进行全身评估，评估是否有除了腋下淋巴结转移以外的转移。

4. 警惕乳腺湿疹

D 女士的乳晕总是出现湿疹，时有瘙痒，时好时坏，治疗的药物换了很多种，却没有彻底治愈，最后乳头因为湿疹出现了破损，她才到乳腺科去就诊，结果被告知是 Paget 病。

Paget 病又称湿疹样癌，是一种特殊类型的乳腺癌，恶性程度较低，发病率也低。症状常见于乳晕，也可见于乳房以外，如腋下、外生殖器、会阴及肛门周围等。

发病初期症状看上去跟湿疹非常相似，表现为反复发作或经久不愈的皮疹，该病在早期与慢性湿疹、接触性皮炎较难分辨。经 2 周以上治疗无明显好转或虽好转但反复发作的患者，需要及时在皮肤上取一点点细胞或者组织，进行病理检查才可以诊断。

乳腺 Paget 病虽是肿瘤，但恶性度不高，如果一直犹豫不治疗，乳腺 Paget 病也会遵循乳腺癌的习性，伴有乳腺导管内癌或浸润性导管癌，出现乳腺内肿物和腋下淋巴结肿大，甚至出现往其他脏器转移的情况。

5. 肉芽肿性乳腺炎症状十分严重

E 女士被诊断为肉芽肿性乳腺炎，表现为乳腺反复出现肿物，局部肤色不变、体温不高。该病形成脓肿后侵袭皮肤，会导致皮肤潮红，出现多处破溃、流脓，破溃后肿物仍然难消，反复不愈。

肉芽肿性乳腺炎被称为"不死的癌症"，是一种以乳腺小叶为中心，以非干酪样坏死性肉芽肿为主要病理特征的慢性炎症性疾病，需要病理诊断才能确诊。

E女士已经做过一次空心针穿刺，病理特征表现为：以乳腺小叶为中心的非干酪样坏死性肉芽肿形成，伴有上皮样细胞、多核巨细胞及以中性粒细胞为主的炎症细胞浸润，可见多发微脓肿和脂肪坏死。

再次出现乳腺肿块后，我们又为她进行了肿物病理活检，这次病理报告为原位癌伴微浸润。E女士做了手术切除。医生坚持再进行穿刺，患者相信医生并配合治疗，把控住了宝贵的治疗时机。

第五节
特殊时期的乳房呵护

1. 经期乳房健康管理

很多女性朋友在月经期除了腹部疼痛外，还会出现乳房疼痛。月经期的疼痛与乳房有什么关系？乳房疼痛是不是疾病预兆呢？

在月经周期中，由于受到卵巢所分泌的女性激素的刺激，乳房也会出现周期性反应。多数女性在月经前期，乳房会因充血水肿出现胀痛，经后即自行消失，周而复始，相当规律。这种疼痛多为生理现象，与内分泌的变化及精神因素有关，一般与器质性改变无关，不需要治疗。

经期关爱乳房健康应注意以下几个问题：

（1）如果乳房胀大及疼痛，应注意文胸的大小，换戴一个比平时尺寸稍大的文胸，以免乳房受挤压，加重疼痛。

（2）此时乳房比较敏感，应避免不必要的外伤和挤压。

（3）保持精神愉快，乳房的胀痛是生理改变，不必过于紧张。

除此之外，要养成良好的饮食习惯，建立科学的饮食结构，少吃高热量、高脂肪、过甜食物，饮食以荤素搭配为宜，多吃富含维生素和纤维素的瓜果和蔬菜，主食以粗粮为主，常吃干果类食物，严格控制咖啡、浓茶等饮品的摄入。

与经期有关的乳房疼痛，是一种周期性的疼痛，多数是正常的，无须担心。但如果乳房疼痛与经期无关，或者经期过后疼痛持续存在，就要考虑其他因素，应及时就诊检查。

2. 孕期乳房护理

孕期乳房无须特殊的护理，更多是要储备母乳喂养知识。若乳头内陷或乳头分泌物干结、角质层增厚，可先用橄榄油等油性物质涂抹，待干痂软化后再清洗，避免用力揉搓乳头引起损伤后感染。尤其在孕后期，揉搓乳头容易引起胎动。

乳房胀痛明显者，首先应根据乳房增大情况及时调换宽松舒适、透气、吸汗的文胸，适当温水淋浴，可以缓解紧张情绪。

需要引起准妈妈们注意的是，孕期的激素水平变化也同样会导致一些疾病，症状容易被视为正常的乳房变化而被忽视，所以建议准妈妈们在孕前进行乳腺超声检查，怀孕期间至少进行 2 次乳腺检查，如果有异常，及时就医。

3. 哺乳期乳房护理

李女士，31 岁，产后 3 个月，因右乳"红肿热痛"持续 3 天到乳腺专科就诊，医生初步诊断为急性乳腺炎，并告诉她此病常见于初产妇，应在哺乳期做好乳房保健。

哺乳期是妈妈与宝宝培养情感的一个重要时期，此时顺利哺乳及乳房的健康是重中之重。那该如何做好哺乳期的乳房保健呢？

保持乳头清洁卫生

哺乳期间，宝妈们容易出现溢乳现象，溢出的乳汁容易黏附在乳房上，有的宝妈每次哺乳前后都要清洗乳头，保证乳头干净卫生，其实这是没有必要的。

母乳喂养不是无菌喂养，除了母乳所含诸多有益成分外，有菌喂养也很重要，乳头上的有益菌，可以促进宝宝肠道菌群的建立，帮助消化与吸收，防止过敏现象发生。二者的结合会很大程度地增强宝宝的抵抗力。

如果家长用消毒湿巾、香皂、酒精来消毒，甚至用挤出部分乳汁等方式来清洁乳头，不仅会消除乳头上的有益菌，还可能因化学物质的残留，对宝宝的身体健康造成威胁。

使用清水清洗乳头也没有必要，宝妈们每天平均至少要喂 8 次奶，过度清洁会洗掉乳头和乳晕上的保护性油脂，使宝妈的皮肤变得干燥且易皲裂。选择清洗乳头的宝妈多在产后初期，这时宝妈的精力有限，每次的清洗会浪费时间，如果发生乳头皲裂，清洗过程也会痛苦。

正确的哺乳姿势

哺乳是需要学习的，也是需要妈妈感受的，并且是私密的，不需要被全家人"参观"。妈妈和宝宝都需要采用舒适放松的姿势。哺乳枕是产后妈妈哺乳的有力"帮手"。在初期，妈妈能看到宝宝的表情。宝宝应保持头高臀低位，宝宝的胸腹部紧贴妈妈的胸腹部；宝宝的耳、肩及髋部呈一直线，不要扭曲。

不要将乳头塞到宝宝嘴里，而是要让宝宝自然寻乳，用乳头或乳晕下方轻碰宝宝的嘴唇，让宝宝把嘴张开；嘴张开的瞬间，托住宝宝肩膀协助宝宝把嘴放在乳头和乳晕上，让靠近宝宝下腭的乳晕部分首先进入宝宝的口腔。如果宝宝吃奶位置正确，宝宝应该是将整个乳头及大部分乳晕含在嘴里的，其鼻子和面颊应该接触乳房。

我们可以观察到宝宝的嘴张得很大，上下唇呈钝角，下唇外翻，上唇处可见更多的乳晕。宝宝进行慢而深的吸吮，面颊可以鼓起呈圆形，妈妈能看到或听到吞咽动作，可以感受到舌头呈勺状环绕乳晕。这样宝宝吸吮乳房时，乳汁容易出来，且乳头不容易出现皲裂。

排空乳汁到底是对是错

乳房是一个"智能器官"，乳汁是越吸越有的，宝宝吸吮得越多泌乳越频繁，喂完奶后再刺激乳房挤奶，只会让乳房收到需要产更多奶的信号，所以乳房是不能排空的。

广义上的排空乳汁指的是：随着乳汁排出，乳房渐渐变松软，重量变轻，奶水量也由多变少，直到很久才能挤出一滴。在母婴分离时或者患乳腺炎时，要尽量多地使用吸奶器移出乳汁，才能促进产奶并且促进乳腺炎的恢复。

但要特别强调的是，以下操作是不推荐的：每次哺乳后再使用吸奶器"排空"乳房；因害怕、怀疑自己患有乳腺炎，而进行没有必要的手法排乳。这些操作会使乳腺超负荷工作，奶量过大，极易出现乳腺炎的反复发作。这个时候，排空乳房就像一个魔咒，严重影响妈妈的身心健康。

在哺乳后，妈妈若仍感觉乳房胀满，应该调整哺乳姿势，观察宝宝含乳过程，如果宝宝的体重和尿量很正常，这时要进行的不是用吸奶器吸奶，而是冷敷减少奶量，重建产奶量的供需平衡。

若哺乳期出现堵奶怎么办

妈妈自救

观察乳头有没有小白点，如果有白点，应及时疏通堵奶，让宝宝着重吸吮患侧乳房，尝试吸通乳房。如果不行，可以使用白醋或橄榄油软化白点，再次尝试疏通堵奶。可对乳腺肿胀区域进行冷敷，但不要冷敷乳头。应尽量频繁地哺乳，同时也要注意休息，避免疲惫和精神紧张，饮食要清淡。

乳房按摩

可到乳腺专科，让医生或者泌乳顾问进行乳房按摩。那如何判断宝妈寻找的是专业人士呢？专业人士不会只着重调整乳房和宝妈，也会观察宝宝吸吮，帮助宝妈调整哺乳姿势，不会一股脑按摩乳房并夸大堵奶的风险。有效的乳腺按摩的第一步是解决乳晕水肿，帮助宝宝衔接乳头；第二步是在乳晕区模拟宝宝吃奶的方式，排出淤积的乳汁，刺激泌乳反射，保持乳管通畅，减轻乳房肿胀；第三步，乳管通畅后，要进行冷敷，等待乳腺肿胀减轻，避免暴力揉挤肿胀区域。

移出乳汁

推荐使用电动吸乳器进行吸乳治疗。选择佩戴大小合适的吸乳护罩，大小以乳头刚刚放到喇叭口内为宜，避免吸乳罩太大使乳晕被吸入，形成"葫芦形"。将吸乳护罩放置在正确的位置，注意吸力要适度，吸乳时间不宜过长。要通过刺激泌乳反射促进乳汁排出，而不是靠压力强力吸出。如果乳晕严重水肿，则禁止使用吸奶器，因为吸乳护罩会压迫中央区，加重局部水肿。

药物治疗

25%硫酸镁湿敷：最好是冷敷，也可以是温敷，严禁热敷，每次20分钟，每日3次。此法适用于局部皮肤红肿的患者，禁用于皮肤破损处以及乳头破损处。

如意金黄散外敷：如意金黄散用蜂蜜调糊，均匀涂抹在大纱布上，再以一张纱布将其覆盖成片，将制成的金黄散敷在患处，每日1次。此法适用于急性炎症型及脓肿型患者，禁用于对金黄散过敏或局部已有皮疹或破溃者。

哺乳时乳房疼痛该怎么办

调整哺乳姿势

宝宝衔乳姿势不当，是哺乳时乳房疼痛最常见的原因。产后过早使用奶瓶容易造成宝宝乳头混淆，哺乳姿势不正确导致衔乳不当会造成乳头皲裂。让宝宝深含乳头即可使症状得到缓解，推荐妈妈利用肌肤接触进行调整，采用半躺喂，让宝宝自然含乳，不要送乳头，宝宝哭闹时，要安抚后再进行哺乳。

缓解乳汁淤积

除了前文提到的乳汁淤积，产后 48 ~ 72 小时出现的乳房胀痛为泌乳 Ⅱ 期的启动，是正常的生理现象，可以自然缓解，但采用冷敷和频繁哺乳的方法可以更快得到缓解。

治疗乳头真菌感染

妈妈患有霉菌性阴道炎，宝宝患有尿布疹，环境潮湿，产后长期使用抗生素等情况下易多发这类疾病。真菌感染的疼痛呈针刺样、烧灼样，往往在哺乳时和哺乳后持续疼痛，乳头发红、发亮，甚至脱屑。这种情况发生时，可找儿科医生治疗鹅口疮，找皮肤科医生治疗皮肤真菌感染。

治疗乳头细菌感染

乳头皲裂持续存在、有渗出液、表面红肿、触痛明显时，需进行细菌培养，并遵医嘱使用口服或外用抗生素药膏。不要自行使用抗生素药膏，不然会引起菌群失调。另外，还需要使用水凝药膏或羊脂膏促进乳头皲裂愈合。

关注宝宝口腔问题

乳头疼痛可不是妈妈一个人的问题，常常是宝宝错误的衔乳方式导致的，原因可能是宝宝舌系带短、上唇系带短、高腭弓等。妈妈表现为每次哺乳时疼痛，乳头反复皲裂时，要检查宝宝的口腔加以判断，如果宝宝的舌头伸出时超不过牙龈、舌尖有小沟则可能是舌系带短。

乳头血管痉挛

哺乳后疼痛，乳头发白发硬，没有破损，但疼痛程度较重，持续时间较长，可能为乳头血管痉挛。在哺乳后立即进行局部保暖（如干温敷）可明显缓解疼痛，若效果不明显可就医使用药物辅助缓解。这类情况多发生在长期乳头皲裂后且宝宝口腔问题未解决时。

4. 更年期乳腺健康管理

钱阿姨，65岁，体检发现左乳出现肿块，就诊乳腺专科门诊，做了乳腺超声、钼靶检查及核磁共振成像检查，医生考虑是乳腺恶性占位病变，行穿刺活检病理检查，确诊为乳腺癌。钱阿姨困惑：不是说更年期后乳腺就萎缩了，不会得乳腺病了吗？

更年期是一个女性必经的时期，并不是健康出了问题。

绝经期是女性生命中独特的转折阶段，伴随而来的有情绪波动、躯体症状等多方面的改变，可出现睡眠障碍、情绪障碍、潮热、健忘、易怒等症状。当出现月经周期不规律，时长超过 3 个月，月经量减少，周期延长及月经突然停止 3 ~ 12 个月时；或经检查发现血清促黄体生成素、卵泡刺激素水平上升，血清雌二醇（E2）降低时，女性就进入了更年期。

此时，该如何管理乳房的健康呢？

生活方面，应穿舒适且承托性好的文胸，戒烟戒酒。

饮食方面，因为雌激素的减少可能会导致骨密度降低以及脂代谢异常，建议低脂饮食。乳制品是优质的钙来源，饮用低脂乳制品更佳，补充钙和维生素 D，尽量不摄入过多的咖啡因以及浓茶，可以减少骨质疏松症的发生概率。

运动方面，适宜的体重，可减少乳腺下垂。更年期女性的体重过重，韧带弹性减弱，会导致乳腺明显下垂，若体重减轻太多，乳腺脂肪组织量少，乳腺腺体萎缩，乳腺表现为空囊状下垂。建议大家每天参加半小时以上有氧运动，舞蹈可有效舒展关节，缓解压力，每周进行 2 天的力量训练可保持肌肉强壮。

不滥用激素。为了延缓衰老和保护皮肤，一些女性朋友会吃一些保健品，虽然广告宣传这些产品是纯天然食品，不添加激素，但还是应该仔细甄别，避免摄入不必要的激素。雌性激素药物的替代治疗需要在妇科医生的监管下才可以有计划地进行，切记不要乱吃药，雌激素容易导致乳腺病变的发生。

自查和体检。建议女性定期进行乳腺自我检查，密切注意自己的乳腺有无疼痛、溢液、肿块等异常现象。更年期阶段常规乳腺检查包括乳腺超声和乳腺钼靶 X 线摄影检查。有明显乳腺癌遗传倾向者、BRCA1/2 基因突变携带者需增加筛查次数。

第四章

女性生殖器官的
健康管理

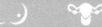

第一节
慢性宫颈炎能治愈吗

我们的身体如同机器，也需要长期的维护与保养，即便如此，也难免出故障、老化，甚至病变。慢性宫颈炎是困扰广大女性的一大难题，若想从容应对这个难题，一是需要做好预防；二是即便真的被疾病找上门，也可以从容治疗。下面我们来具体了解一下。

1. 如何预防慢性宫颈炎的发生

养成良好的卫生习惯，避免不洁的性生活。不洁的性生活易带入各种病原体，从而诱发宫颈炎。

做好避孕工作，避免过早、过多、过频地生育和流产。分娩和流产都会造成宫颈的损伤，减少分娩或用器械损伤宫颈，避免为细菌的侵入提供机会。

杜绝各种感染途径，保持外阴及阴道清洁、干燥。清洗外阴应专人专盆。在分娩、流产、宫颈物理治疗术后应预防感染，短期内应禁止性生活、盆浴。

不要过早开始性生活是有效预防宫颈炎的关键。青春期宫颈的鳞状上皮尚未发育成熟，性生活容易使鳞状上皮细胞脱落而引起宫颈炎。

被诊断为急性宫颈炎的患者，一定要遵医嘱积极配合治疗。

定期进行妇科检查，每年 1 次。

2. 慢性宫颈炎的表现形式

慢性宫颈炎是妇科常见病、多发病，也是宫颈癌发生的高危因素，可能发生于急性子宫颈炎之后，或继发于各种原因所致宫颈裂伤造成的宫口变形。慢性宫颈炎可有宫颈糜烂样改变、宫颈肥大、宫颈息肉及宫颈腺囊肿等表现形式。

宫颈糜烂样改变：根据"糜烂"面积大小分为三度：

（1）轻度。"糜烂"面小于整个宫颈面积的 1/3。

（2）中度。"糜烂"面占整个宫颈面积的 1/3 ~ 2/3。

（3）重度。"糜烂"面占整个宫颈面积的 2/3 以上。

宫颈肥大：由于慢性炎症对宫颈产生长期刺激，导致宫颈组织发生充血、水肿，引起宫颈的腺体和间质发生增生，腺体深部还可能形成囊肿，导致宫颈发生不同程度的肥大，体积可增加 2 ~ 4 倍，后宫颈组织发生纤维结缔组织的增生，最终导致宫颈质地变硬。宫颈肥大本身无特殊的治疗方法，往往无须治疗。但对于宫颈管肥大者，需排除宫颈管病变，尤其宫颈腺癌。

宫颈息肉：由于慢性炎症对宫颈产生长期刺激，导致宫颈管黏膜发生增生，自基底部逐渐向宫颈外口突出，从而导致宫颈息肉的形成。根部多附着于宫颈管外口，或在宫颈管壁。宫颈息肉一般较小，直径多小于 1 cm，呈单个或多个，色鲜红，质软，易出血，蒂细长。如宫颈的慢性炎症未根除，息肉摘除后常复发。

宫颈腺囊肿：宫颈转化区内鳞状上皮取代柱状上皮过程中，新生的鳞状上皮覆盖宫颈腺管口或伸入腺管，将腺管口阻塞，或腺管周围组织增生使腺管狭窄以致阻塞，腺体分泌物潴留于腺腔内，形成大小不等的囊肿。一般约米粒大小，略突出于宫颈表面，光滑发亮，内含黄色黏液，也可长至直径 1 cm 大小。一般无须治疗。

慢性宫颈炎的主要症状是白带增多。原先透明的无色无味的白带会发生变化，变为乳白色黏液状，或淡黄色脓状。而对于有宫颈息肉的患者，还会出现出血性白带或性交后出血的现象。白带的刺激容易导致外阴阴道炎的发生，从而会引起外阴瘙痒。而如果炎症沿子宫骶韧带延伸，再加上韧带的扩散就容易导致盆腔结缔组织出现炎症，从而还会导致患者出现腰骶部疼痛，盆腔部下坠及胀痛等现象。尤其是到了经期，这些现象会加重，严重的话还可能造成性交痛。如果炎症蔓延至膀胱三角区或膀胱周围结缔组织时，就会导致患者出现尿频或排尿困难的情况。而且在出现黏稠的脓性白带的情况下，也不利于精子穿过，从而造成不孕。

3. 如何治疗慢性宫颈炎

慢性宫颈炎是不会自愈的，一定要经过合理的治疗才能痊愈。没有彻底治疗好的话，过一段时间很有可能会复发。

治疗慢性宫颈炎的主要方法有物理治疗、药物治疗以及手术治疗，而这些方法中以物理治疗最为普遍。

物理治疗：针对炎症浸润较深的慢性宫颈炎，可采用物理治疗，电熨、冷冻疗法、激光治疗等方法都是临床上常见的。在用以上方法治疗的过程中，必须注意外阴清洁，而且要禁止性生活、阴道灌洗和坐浴，还应定期复查。

药物治疗：对于炎症浸润比较浅的，可采用药物治疗，像中药的验方或配方（保妇康栓等）。

手术治疗：对物理治疗和药物治疗都没有效果的，可通过做宫颈环形电切术（宫颈 LEEP 术）来治疗。宫颈息肉可通过宫腔镜下宫颈电切术进行治疗。

慢性宫颈炎经过治疗痊愈之后，为了防止复发，必须注意以下几点：

（1）一定要做好生育计划，避免出现计划外妊娠的情况，应少做或不做人工流产。

（2）流产后，还要注意产褥期的卫生，预防感染。

（3）慢性宫颈炎与宫颈癌有必然的联系，所以对于患有慢性宫颈炎的女性，一定要积极地配合医生进行治疗，并且积极进行宫颈防癌筛查（TCT、HPV），耐心治疗，避免反复发作，导致病情加重。

（4）平时一定要保持外阴清洁，尤其在月经期间，更是要注意卫生巾的正确使用与私处的清洁。

（5）平时要尽量减少人工流产及其他妇科手术对宫颈的损伤。

（6）在月经期间，暂停给宫颈上药，治疗期间是绝对要禁房事的。

第二节
请不要谈瘤色变

　　张女士，46岁，于三年前单位体检时发现子宫肌瘤，当时肌瘤体积较小，直径 2 cm 左右，这三年体检时每次都发现肌瘤在慢慢地长大，今年体检时发现肌瘤已经长到了直径 6 cm。张女士这两年月经量较之前明显增多，约为既往月经量的 2 倍，并伴大量血凝块，量多时伴头晕、心慌、乏力等贫血症状。针对张女士的这种情况，如何进行正规治疗呢？

　　让我们来认识一下什么是子宫肌瘤——请不要谈瘤色变。

和瘤沾边的事情，总让人心生恐惧。体检报告中经常出现的子宫肌瘤，也让很多女性朋友心头发紧。

其实子宫肌瘤并不是什么恶性肿瘤，也不一定会让你难受万分，甚至部分长期患子宫肌瘤的女性到了绝经期以后，肌瘤会停止生长，甚至自行缩小，不战而胜。因此，千万不要自己乱了阵脚！

子宫肌瘤，又称子宫平滑肌瘤，多发肌瘤比单发肌瘤更常见，是女性生殖系统中最常见的良性肿瘤，好发于30～50岁的女性群体（占全部患者的70%～80%），30岁以上患子宫肌瘤的女性约占20%。

1. 子宫肌瘤最爱招惹哪些人

子宫肌瘤的发病原因不明，可能与雌激素受体或孕激素受体高表达、促生长细胞因子增多、平滑肌细胞突变、种族、遗传等多种因素有关。

但根据流行病学研究，以下几种属于高危人群：肥胖患者，未生育过孩子的女性，月经初潮较早、绝经较晚的女性，长期激素补充治疗者，有子宫肌瘤家族史的女性。

根据生长的位置不同，子宫肌瘤被分为肌壁间肌瘤、浆膜下肌瘤、黏膜下肌瘤等（图 4-1）。

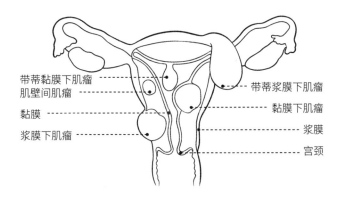

图 4-1　子宫肌瘤类型

2. 子宫肌瘤的症状

80% 的子宫肌瘤都"静悄悄的"，没有明显症状，往往都是体检时才被发现的。其出现的症状与肌瘤生长的部位、有无变性等相关。

子宫肌瘤的症状有以下几种：

（1）月经改变：较大的肌壁间肌瘤及黏膜下肌瘤会使宫腔黏膜面积增加，导致月经量增多、经期延长，不规则出血等，出血严重时患者会出现头晕、心慌、乏力、贫血等症状。

（2）压迫症状：因女性盆腔的解剖关系，子宫前方是膀胱，后方是直肠，所以我们不难理解子宫前壁下段、峡部的宫颈肌瘤压迫膀胱，可能会导致尿频、尿急、排尿困难；子宫后壁下段的宫颈肌瘤压迫直肠，可能导致排便困难。

（3）腰酸，腹痛，下腹坠胀。

（4）腹部包块：当肌瘤较大，子宫超出盆腔时，会出现腹部包块。

（5）白带增多。

（6）不孕、流产：肌瘤压迫使输卵管扭曲，黏膜下肌瘤或大的肌壁间肌瘤使宫腔变形等。

目前诊断子宫肌瘤最准确、最灵敏的方法是阴道彩超，这种方法可以确定子宫肌瘤的部位和大小。

3. 子宫肌瘤需要治疗或切除吗

子宫是女性很重要的器官，子宫肌瘤的治疗要根据年龄、生育要求、症状、肌瘤的大小等进行全面考虑。

肌瘤不大、没有明显症状、年龄接近更年期者可以长期观察，3 ~ 6个月复查一次阴道彩超。

如果肌瘤较大且数量较多；或出现因月经过多导致的贫血；出现压迫症状；肌瘤短期内生长迅速怀疑恶性变，绝经后肌瘤进行性长大、带蒂肌瘤蒂扭转引起腹痛等急腹症、不孕、反复流产（排除其他因素，考虑肌瘤是不孕或反复流产的原因）等情况时，则需要治疗。对于每个患者来说，具体情况需要临床医生做个体化的评估。

第三节
多囊卵巢综合征

1. 多囊卵巢综合征是一种什么病

王女士，28岁，身高160 cm，体重75 kg，月经从初潮开始一直不规律，有时能推迟10～15天。今年还出现了一个新的烦恼：结婚一年了，一直在备孕，却没有怀孕，而且这一年体重又比之前增加了，月经周期有时能推迟到3个月一次。王女士这是患上什么病了？如何进行正规治疗呢？

接下来，我们来聊聊多囊卵巢综合征（PCOS）这个疾病。

多囊卵巢综合征，简称多囊，顾名思义是卵巢里有很多小囊泡，并伴有月经稀发、痤疮、多毛、肥胖、不孕、血糖高、血脂高等一系列表现的疾病的总称。它的发病率为 5% ~ 10%。

诊断该疾病的第一个标准就是月经失调，如月经稀发、闭经、不规则子宫出血等。另外的诊断标准，一个是高雄激素血症或有高雄激素的临床表现（多毛、痤疮等）；另一个是 B 超显示卵巢呈多囊改变。

第一个标准月经失调是必不可少的，后两者只要满足一个并排除其他引起高雄激素血症的疾病，就可以诊断为多囊卵巢综合征了。

医生仔细问了王女士的病史，做了体格检查，结合 B 超及各项激素的指标，给出了诊断：多囊卵巢综合征、肥胖。想要月经恢复正常，先要减轻体重。

正常卵巢、多囊卵巢、多囊卵巢综合征

正常卵巢一个月一般只产生一个卵泡，从原始卵泡逐渐发育成熟，直到排出（正常排卵的过程）（图 4-2）。

多囊卵巢是同时有很多个小卵泡，但是每个卵泡长到 2 ~ 9 mm 后停止生长，甚至有很多卵泡可能是空的，不能

形成成熟卵泡，所以这样的女性不容易排卵。

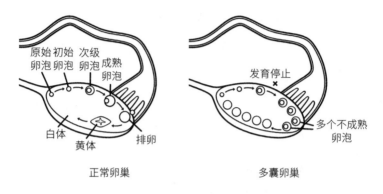

图4-2　正常卵巢与多囊卵巢

　　很多人误以为多囊卵巢就是多囊卵巢综合征，其实它们不完全相同。多囊卵巢只代表了卵巢有多囊样改变，而多囊卵巢综合征是包括多囊卵巢在内的一组疾病的总称（图4-3）。

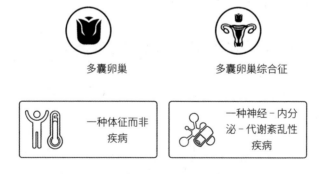

图4-3　多囊卵巢与多囊卵巢综合征的区别

2. 多囊卵巢综合征是什么原因引起的

多囊卵巢综合征的病因目前还不明确，但与遗传和环境有关。

遗传因素：多囊卵巢综合征与遗传有关，有家族聚集性。

环境因素：母体子宫内高雄激素环境、持续性有机污染物（如多氯联苯）、抗癫痫药物、营养过剩和不良生活方式等均可能增加多囊卵巢综合征发生的风险。

3. 多囊卵巢综合征有哪些前兆

多囊卵巢综合征多起病于青春期，每个人所表现的症状都不太一样。主要症状有以下几种：

月经异常：主要症状可表现为周期不规律（周期指两次月经间隔的时间，即初潮 2 年后仍不能建立规律月经）、月经稀发（周期 35 天及以上）、量少或闭经（月经停止来潮 6 个月，或按自身原来月经周期计算停经 3 个周期以上者），还有一些不可预测的出血。

不孕：因排卵异常导致，排卵异常表现为稀发排卵（每年 3 个月及以上不排卵或无排卵）。

多毛、痤疮：由大量的雄激素引起。出现不同程度的多毛，上唇、下颌、胸背部（包括乳晕）、大腿内侧可见较粗的体毛，阴毛呈男性型分布。痤疮好发于面部中下 1/3 处，常伴有明显皮脂溢出和月经前期加重。

肥胖：30%～60%的多囊卵巢综合征患者伴有肥胖，以腹部肥胖为主。

黑棘皮症：阴唇、颈背部、腋下、乳房下和腹股沟等处皮肤皱褶部位出现灰褐色色素沉着，呈对称性，皮肤增厚，质地柔软（图 4-4）。

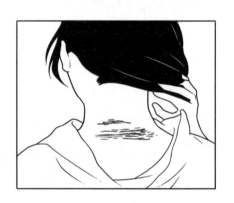

图 4-4　黑棘皮症

其他： 因雄激素过量，多囊卵巢综合征患者还有脱发，男性化体征如声音低沉、喉结突出等表现。

4. 如何确诊多囊卵巢综合征

超声检查： 注意卵巢有无多囊样改变。

性激素六项测定： 包括 T、P、FSH、LH、E2、PRL。

抗缪勒管激素检测： 多为正常人的 2 ~ 4 倍。

空腹血糖或口服葡萄糖耐量试验： 特别是肥胖的朋友，排除有无血糖的异常升高甚至糖尿病。

胰岛素水平或胰岛素释放试验： 结合血糖情况，判断有无胰岛素抵抗。

其他： 基础体温测定，若为单相型基础体温曲线提示没有排卵（图 4-5）；甲状腺功能测定等。

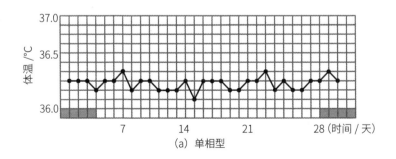

(a) 单相型

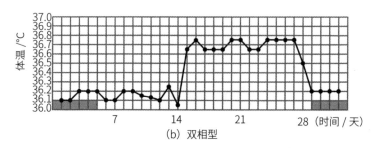

图 4-5　基础体温曲线图

5. 确诊后有哪些治疗方法

因多囊卵巢综合征的病因不明确，表现症状多样化，所以目前没有有效的治愈方案，只能以对症处理为主。当然，医生会根据年龄、治疗需求、临床表现等采取不同的治疗措施，以缓解症状、解决生育、维持健康，从而提高患者的生活质量。

多囊卵巢综合征的治疗方法主要是生活方式干预和药物治疗。

生活方式干预

无论肥胖还是非肥胖人群患多囊卵巢综合征，生活方式干预都是基础的治疗方案，包括饮食和运动干预等。

饮食干预：规律饮食，不吃或少吃零食；用粗粮代替精粮，减少碳水化合物的摄入，如用红薯、麦片等代替米饭；低糖、低脂饮食；增加纤维食物，如豆类、芹菜、西蓝花等。推荐的饮食结构是碳水化合物占其中45% ~ 60%，脂肪占 20% ~ 30%，蛋白质占 15% ~ 20%。

运动干预：运动干预不仅适用于肥胖者治疗多囊卵巢综合征，对于非肥胖者的多囊卵巢综合征同样有益。运动贵在坚持，一定不能"三天打鱼，两天晒网"。建议每周运动 3 ~ 5 次，每次 30 ~ 60 分钟，逐渐延长。运动强度由低到高，可以选择方便、易行的运动，如慢跑、快走、骑车、游泳等。

药物治疗

调节月经周期：定期合理的服药，对控制月经周期非常重要，使用的药物有口服避孕药、孕激素。

改善胰岛素抵抗：二甲双胍是目前主要使用的药物。

诱发排卵：对于有生育需求的多囊卵巢综合征患者，在生活方式调整、抗雄激素和改善胰岛素抵抗等治疗后，进行促排卵治疗。来曲唑是首选药物，但促排卵时易发生卵巢过度刺激综合征，需要在医生指导下进行。

　　因代谢紊乱，多囊卵巢综合征可能对整个孕期均有影响，可能导致流产、早产等。并且随着年龄增长，多囊卵巢综合征患者发生心血管疾病（如冠心病、高血压等）的风险增加；由于没有孕激素的作用，子宫内膜不能周期性剥脱，发生子宫内膜增生或内膜癌的风险也明显增加。所以我们一定要重视这个疾病，做到早发现、早诊断、早治疗，及时到正规医院就医，做自己的健康小管家！

第四节
白带，女性生殖健康的"风向标"

1. 不同性状的白带提示哪些疾病

据报道，成年女性最常见的疾病不是感冒，而是生殖道感染，比如白带不正常、异味、私处瘙痒等。很多女性经常忽略自己的不适症状，或羞于启齿、讳疾忌医，普遍拖到忍不下去的时候才选择去医院。

女性的白带往往是女性生殖健康的"风向标"，那么我们就给女性同胞们科普一下白带在哪些情况下是需要警惕的。

豆腐渣白带：比较稠厚，呈白色或者黄色，往往伴有外阴瘙痒或者灼痛感。这是念珠菌性阴道炎的典型表现，主要与免疫力下降有关。

泡沫稀薄白带：多呈黄白色或灰黄色，有时还伴有少量气泡，出现外阴瘙痒、烧灼感。多与滴虫性阴道炎相关，可以通过性生活相互感染传播，所以伴侣需要同时治疗。

鱼腥味白带：多呈灰色，外阴轻度瘙痒。多为细菌性阴道炎，性生活后往往鱼腥异味加重。

脓性白带：多呈黄色或者黄绿色，严重时伴有外阴肿痛。多为细菌性阴道炎或者支原体感染。阴道癌、宫颈癌并发感染时，也会出现脓性白带。

非经期血性白带：排除放置在宫内节育器的原因后，需要警惕是否与宫颈息肉、宫颈癌、子宫内膜癌、宫颈柱状上皮异位合并感染或子宫黏膜下肌瘤等疾病有关。

水样白带：可呈黄色，量多如水样，严重时呈脓性恶臭味，可能存在于晚期子宫颈癌、宫体癌、子宫内膜癌或黏膜下肌瘤伴感染等。阵发性排出水样白带者需要考虑输卵管癌的可能。

综上，女性如若出现了上述的白带异常症状，多考虑阴道炎，切莫做"忍者"，要及时到正规医院寻求正规治疗。如若阴道炎治疗不及时，容易引发宫颈炎症，改变阴道内环境，甚至发生上行感染，引起盆腔炎等妇科疾病，影响生活质量。

2. 女性生殖道感染类型

很多女性去医院妇产科看病时，被告知是"生殖道感染"，第一反应肯定很蒙。其实它离我们并不遥远，很多女性都会经历。下面我们来讲些关于女性生殖道感染的事。

女性生殖道感染发生在女性外阴口至子宫这段腔道内，是由细菌、病毒、寄生虫等病原微生物引起的感染性疾病，主要包括阴道炎（念珠菌性、滴虫性、老年性、细菌性阴道病）、淋病、宫颈炎（宫颈肥大、息肉、纳氏囊肿）、盆腔炎等。最常见的是以下几种。

念珠菌性阴道炎

我们常说的霉菌性阴道炎，是最常见的阴道炎症之一。患者感染后常会有明显的阴道、外阴瘙痒表现，分泌物表现为白色豆渣样。

白色念珠菌是真菌的一种，真菌喜欢阴暗潮湿、不透气的环境。在南方的梅雨季节时，放在衣柜里未干的内裤，有可能发霉。如果恰巧此时身体状况不佳，抵抗力较低，就很容易得病。糖尿病患者更容易得此病。

滴虫性阴道炎

常见的生殖道感染，患者会感到外阴瘙痒、灼热、分泌物多。白带的特点是稀薄、泡沫状、黄色或黄绿色，有臭味。这种感染有明显的症状，若不规范治疗易复发。

滴虫性阴道炎、念珠菌性阴道炎都可以在夫妻间通过性交传播。

宫颈炎

属于生殖道感染的常见疾病。临床上常见的是慢性宫颈炎，比如宫颈息肉、宫颈肥大、宫颈囊肿等。病变较明显时，往往有性交后阴道出血的表现。但同房后阴道出血绝不仅仅是简单的宫颈炎，有些可能是癌前病变。

盆腔炎

指子宫、卵巢、输卵管以及它们周围的一些组织发生的炎症。最常见的是局限在输卵管及卵巢的子宫附件炎。

急性期以发热、恶寒为主，兼有下腹疼痛、白带量多，色黄质稠，有臭味。慢性炎症主要表现为下腹坠胀疼痛，腰骶酸痛，白带增多，月经异常、痛经及不孕等。

如果急性盆腔炎因不及时治疗转成慢性时，可因输卵管阻塞、积水、变形，卵巢不排卵以及子宫内膜受损等引起不孕。

3. 为什么女性更容易出现生殖道感染

独特的生理结构

女性的内生殖器与外界相通，细菌很容易进入子宫，造成生殖道感染。特别是当抵抗力下降时，平时不致病的细菌便出来作乱，免疫力无法抵抗病菌，导致生殖道感染。

穿着不当

如果经常穿太紧的牛仔裤、高弹裤、涤纶裤、化纤内裤、丝袜连裆裤等，就会使大腿和裆臀被裹得太紧，不透气，阴部湿润的分泌物不能及时散发。阴部经常处于潮湿状态，就容易发生生殖道感染。

不当的生殖洗护方法

长期用温水（未高温灭菌的水）清洗私处，细菌就会侵入阴部引发生殖道感染。

滥用药物及性生活频繁

长期在私处使用冰醋酸等药物，会造成阴道黏膜的裂伤、剥脱，细菌更容易入侵。此外，不少女性性生活过于频繁，不仅加重了生殖器官的负担，也让阴道微生态环境失去平衡，很容易引发细菌感染。

生殖道感染的传播途径

性行为、血液和血液制品、医源性途径（如手术误伤、器官移植、人工授精）、母婴垂直传播、间接接触、虫媒等都是常见的传播途径。

4. 引起女性生殖道感染的病原体有哪些

淋球菌

淋病是常见性传播疾病，由淋球菌（NG）感染所致，全球每年约有 7800 万例新发感染。50% 的女性和 10% 的男性无临床症状。

女性感染会导致宫颈炎、子宫内膜炎、盆腔炎等；孕期感染会导致流产、早产、胎儿宫内发育迟缓；新生儿感染则会导致淋菌性结膜炎。

沙眼衣原体

WHO 的一项统计显示：沙眼衣原体（CT）感染患者中，70% 的女性无症状。

女性感染沙眼衣原体会导致宫颈炎、子宫内膜炎、盆腔炎、输卵管炎、不孕等；孕期感染会导致流产、早产、胎膜早破、胚胎停育；新生儿感染则会导致急性结膜炎、肺炎、赖特综合征。

解脲支原体

女性感染解脲支原体（UU）会导致宫颈炎、盆腔炎、非淋菌尿道炎；孕期感染解脲支原体会导致流产、早产、绒毛羊膜炎、低体重胎儿。

生殖支原体

生殖支原体（Mg）感染是宫颈炎、子宫内膜炎、盆腔炎、男性生殖道疾病和输卵管性不孕的病因。

淋球菌、沙眼衣原体、解脲支原体等感染可引起如不孕不育症，孕期女性的流产、早产、胎膜早破等。通过母婴传播可导致新生儿罹患肺炎、结膜炎等呼吸系统和泌尿生殖系统疾病。

生殖支原体感染可引起宫颈炎、盆腔炎、前列腺炎、附睾炎、输卵管性不孕等疾病及其并发症。

生殖道感染不仅给女性自身带来痛苦，引起女性性交时疼痛，影响夫妻性生活的质量，还会通过性交造成对方感染。更为严重的是，生殖道感染是不孕症的主要原因之一，若在怀孕期间患生殖道感染，还会引起宫内感染，造成胎死宫内或流产。因此，女性要定期检查自己是否患有生殖道感染，做到早发现、早治疗。

第五章

女性身体
健康指南

第一节
皮肤的分类

女性朋友对自己的皮肤保养尤其注意，为之一掷千金，但被问到皮肤是什么样子的，以及你是否了解自己的皮肤等问题时，恐怕大多数人会摇摇头。

皮肤是人体最大的器官，其总重量为体重的14%～16%，成人皮肤表面积为1.5～2㎡。皮肤由表皮、真皮、皮下组织三部分组成。眼皮、外阴、乳房、颜面皮肤较薄，手掌、足底皮肤最厚。皮肤中还含有丰富的血管、淋巴管、神经、肌肉及各种皮肤附属器，如毛发、毛囊、汗腺、皮脂腺、指（趾）甲等。

皮肤具有屏障、吸收、感觉、分泌、排泄、体温调节、物质代谢和免疫等多种功能（图 5-1）。

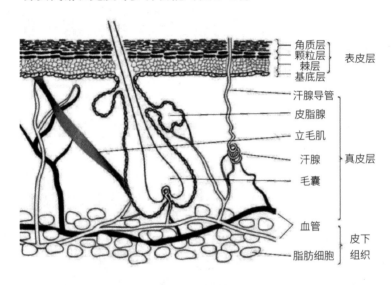

图 5-1　皮肤组织结构图

每个人的皮肤都不同。

钱女士，36 岁，在皮肤保养方面花费了大量时间和金钱，可以说毫不吝啬，但她还是对皮肤状态不太满意。其实，护肤品只选贵的不选对的是没有效果的，并且这样的选择常常会造成皮肤损伤，只有充分认识自己的皮肤，才能有的放矢。

我们的皮肤可以依据皮脂腺分泌的皮脂量及角质层的

水分分为：干性皮肤、中性皮肤、油性皮肤和混合性皮肤。

干性皮肤：常见于皮肤白皙的女性，毛孔细小不明显，皮脂分泌量少，皮肤干燥，易生细小的皱纹，毛细血管表浅易破裂，受外界刺激易敏感。干性皮肤可进一步分为干性缺水和干性缺油两种。

干性缺水皮肤：多见于 35 岁以后的成年人及老年人，与汗腺功能减退、皮肤营养不良、缺乏维生素 A、饮水量不足等因素有关。风吹日晒也可以引起皮肤缺水，这类皮肤较薄，干燥不润泽，可见细小皮屑，皱纹较明显，皮肤松弛，缺乏弹性。

干性缺油皮肤：多见于年轻人，由于皮脂量分泌少，不能滋润皮肤，或护肤方法不当，比如用碱性大的香皂洗脸等，导致皮肤缺油。这类皮肤缺油伴有皮肤缺水，皮脂分泌量少，皮肤较干，缺乏光泽。

中性皮肤：健康理想的皮肤，皮脂分泌适中，皮肤不干也不油，红润、细腻有弹性。这类皮肤毛孔较小，对外界的刺激不敏感。

油性皮肤：肤色较深，毛孔粗大，皮脂腺分泌旺盛。皮肤油腻光亮，不易产生皱纹。这类皮肤对外界刺激不易敏感，但易产生粉刺、痤疮。常与内分泌失调，家族遗传，紧张劳累，喜食高糖、高脂食品，烟酒过多，化妆品使用不当有关。

混合性皮肤：常呈现出两种或两种以上的外观，同时具有油性和干性皮肤的特征，多表现为 T 区（额、鼻、下巴）偏油，U 区（眼、颊）偏干，并时有粉刺发生。

了解了皮肤的分类，知道了自己的皮肤类型，钱女士又有疑问，自己的皮肤到底受哪些因素影响？哪些因素又是可控的呢？

第二节
影响皮肤的因素

皮肤状况受到很多因素的影响，综合来看，比较大的影响因素主要集中在以下几方面。

遗传因素： 皮肤的许多性状都是遗传因素和环境因素共同作用的结果。跟人体的身高、毛发等特征一样，虽然已经被基因先天定义，但后天环境因素的影响同样重要。

营养因素： 均衡的膳食营养是健康的身体及皮肤的基石。饮食结构与皮肤状态息息相关。如果饮食过甜（如碳酸饮料摄入过多）或摄入过多的牛奶（包括奶制品），会加重痤疮或毛囊炎；食用哈密瓜、胡萝卜、菠菜等富含维生素 A 的食品能够控制皮肤油脂分泌过剩；食用丰富的蔬菜能够延缓皱纹产生。

内分泌因素：皮肤及附属器中都存在性激素的受体。女性在怀孕期间，由于雌孕激素水平上升，黑色素的合成增多，所以肤色加重，尤其是性激素受体较多的位置，如乳晕、腋下等处。此外，雌激素会增强紫外线的作用，导致孕妇容易出现黄褐斑。随着年龄的增长，激素水平也逐渐下降。男性的激素水平下降较为缓慢，但女性的性激素在绝经期骤减。

睡眠：睡眠不足引起氧合血红蛋白含量降低，使皮肤细胞得不到充足的营养，影响皮肤的新陈代谢，加速皮肤老化，使皮肤显得晦暗而苍白；同时，睡眠不足导致副交感神经兴奋，引起促黑素细胞生成素增加，会导致皮肤色素生成增加。

心理因素：情绪低落时，皮肤新陈代谢变慢，肤色晦暗，色素斑出现或加重。精神愉悦时，皮肤的新陈代谢增快，容光焕发，充满青春活力。

除此之外，还有一些外在因素对皮肤影响也至关重要。

湿度：正常情况下，体外的相对湿度与表皮层水分含量可达到动态平衡，湿度较低时，表皮层水分散失增多，皮肤干燥无光泽，皱纹增多，加速皮肤老化。因此，在北方及各地区的冬季，更应使用保湿剂。当相对湿度较高时，皮肤可从外界吸收水分，以保持表皮层水分含量的稳定。

紫外线：同自然老化比起来，光老化对皮肤的影响更大。在暴露部位，由于紫外线的破坏，皮肤过度干燥，会出现鳞屑。紫外线会造成胶原蛋白合成减少、分解加速，使得真皮萎缩，提早出现细纹甚至是粗大的皱纹。紫外线造成的弹力变性使得真皮失去应有的弹性，变得松弛无张力。在某些暴露部位，如颈部会出现菱形皮肤。由于紫外线破坏了皮肤的免疫屏障，干扰了抗原递呈细胞的活性，从而导致抵抗能力下降，皮肤容易出现感染和过敏。常见的有日光性雀斑样痣、脂溢性角化、皮赘等。长时间的暴晒还会导致一些癌前性疾病，如日光性角化和皮肤癌的发生。

吸烟：吸烟能显著增加皱纹和老化程度。典型的吸烟者表现为"吸烟者面容"或者"吸烟者皮肤"，包括面部皱纹、轻度红或黄的肤色、整体外观灰白、浮肿、面色憔悴。烟草中的主要成分尼古丁有利尿作用，所以吸烟会导致表皮含水量下降，屏障功能受到破坏。吸烟还会增加真皮中基质金属蛋白酶的表达，导致胶原蛋白和弹力蛋白被分解、断裂，皮肤松弛下垂，皱纹增多。吸烟会减少皮肤中维生素 A 的水平，它对中和氧自由基有着重要作用，所以吸烟可导致早衰。吸烟还会减少毛细血管及动脉的血供，抑制创伤修复机制。

污染：环境中的各种污染物，包括化学物质、声电污染、尘埃等都会造成氧自由基的增多，从而诱导炎症反应，最终导致皮肤的衰老。

皮肤护理：护肤品及美容方式不当，不仅造成皮肤化妆品不良反应及破坏皮肤屏障功能，而且是损容性皮肤病，如痤疮、黄褐斑等疾病的诱发或加剧因素。

知道了这些影响因素，我们要保持皮肤状态良好，必须做到：

（1）精神愉快及保持良好的生活习惯，对防止皮肤衰老有非常重要的作用。

（2）摄入充足、必需的营养素，饮食多样化，避免偏食，多吃富含蛋白质、维生素、矿物质的食品。

（3）保证充足的睡眠，皮肤更新和呼吸的时间主要在晚上 10 点到凌晨 2 点。

（4）坚持锻炼，增强体质。

（5）防晒。皮肤的自然衰老目前是不可逆转的，所以我们一定要做好紫外线防护，尽可能减轻紫外线导致的皮肤衰老。

（6）选用适合自己的护肤产品。

第三节
女性保养脾胃的方法

张女士，36岁，近一个月进食后一小时左右开始腹痛，口服铝碳酸镁片缓解，近期疼痛加重，出现食欲不振、消化不良等症状，就诊于医院。医生追问病史得知，张女士就职于某互联网公司，上班时间为"早十晚七"，但常常需要加班到很晚，早上不吃早餐，常喝咖啡。医生考虑是胃病，建议行胃镜检查，张女士很恐惧胃镜检查，又就诊于中医医院，中医认为张女士脾胃不好。张女士表示自己年纪轻轻怎么就会脾胃不好呢？

中医认为，脾胃是"后天之本"，并有"内伤脾胃，百

152

病由生"一说。脾和胃虽然是两个独立的器官，但它们之间的关系极为密切。中医讲脾主运化、主统血；胃为水谷之海，主受纳、腐熟水谷，以降为顺，喜润恶燥。打个比方，胃像是一个粮仓，脾是运输公司。吃下去的食物由胃初步研磨、消化，再由脾进行消化，取其精华，去其糟粕。中医认为讲脾不离胃，讲胃不离脾，脾胃是整体概念。

脾与胃在生理上息息相关，在病理上也相互影响。胃功能不好了，必然会影响脾的运化，所以临床上患者往往同时出现食欲不振，饭后腹部饱胀、消化不良等症状。脾胃之所以被称为"后天之本"，主要是因为人体的生命活动有赖于脾胃输送的营养物质，是生命健康的轴心力量。脾胃有问题，不但影响食欲、睡眠、情绪，时间长了，还会引起器质性病变。相反，脾胃健运，能让身体气血充足，保证整体器官有条不紊地工作。

生活中，我们可以在哪些方面做得更好，从而避免出现脾胃问题呢？

戒空腹食辣

虽然适量吃辣椒对身体有一定的益处，但是切忌空腹吃辣。辣椒中含有大量的微量元素和维生素 C，具有抗癌的作用。少量吃辣椒可健胃、助消化，预防胆结石，另外还有减肥的作用。但是如果食辣过多，尤其是有胃肠疾病的人，就必须注意了。过多食用辛辣食物所产生的大量消化液会刺激胃黏膜，使其充血、水肿，使人易患胃炎、肠炎。吃辣时多喝白开水及绿茶可以去火，降低油腻。

戒忽略早餐

现代人生活忙碌，很多人因为经常想多睡会儿或者匆匆赶去上班而忽略了吃早餐，还有一些女孩子认为少吃一餐就会减肥。其实，不吃早餐，空了一夜的胃产生的胃酸刺激黏膜，胃中没有食品去中和它，久而久之，易患胃肠疾病。早晨空腹也会使胆汁中的胆固醇沉积，形成胆结石。不吃早餐非但不能起到减肥的效果，还容易使人发胖。此外，不吃早餐，会使中、晚餐摄入的能量过多，而摄入的能量又得不到充分的消耗，容易使人发胖。

戒睡前填肚子

白领们经常需要加班，往往是"别人吃饭的时候你工作，你吃饭的时候别人已经睡觉了"。巨大的工作压力和长期饥饿会导致胃酸分泌过多，使胃部出现溃疡。而胃肠也处于紧张状态，容易引起恶心、胃胀、疼痛。加班、熬夜后，我们急于填饱肚子，致使睡前有大量食物停留在胃肠中，容易引起肥胖和消化不良。

戒过度节食

拥有"魔鬼身材"是很多年轻女性的梦想。但是如果盲目减肥，我们不仅得不到美丽的容颜，还会因节食而导致的胃肠功能紊乱严重地损害身体健康。当我们出现厌食症状后，可能会进一步出现呕吐、便秘，甚至闭经等症状。胃里没有可供消化的食物，在胃酸的强烈刺激下，引发慢性胃炎甚至溃疡。

除了上述保护脾胃的建议，还有一些中医上操作简单的按摩方法：

揉鼻头

每次揉鼻头 20 分钟左右，能改善胃胀气等症状。

按摩足三里

足三里（膝眼直下三寸处，图 5-2）是足阳明胃经上的主要穴位之一，每日按摩 50 ~ 100 次能健脾胃、调中理气、导滞通络，适用于各种类型的脾胃病变。

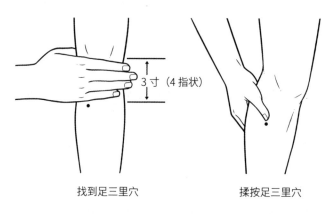

找到足三里穴　　　　　　揉按足三里穴

图 5-2　足三里穴

揉肚脐

一手掌心或掌根紧贴脐部，另一手按手背，顺时针方向旋转揉动，每次揉动约 5 分钟，每日 1 ~ 2 次，能温阳散寒、补益气血、健脾和胃、消食导滞。

每位女性朋友都想拥有健康的身体和完美的状态，如果没有一个良好的脾胃，很容易引发营养不良，皮肤出现颜色暗淡、表面枯燥，大脑注意力不集中等。所以我们在生活中一定要注意保养自己的脾胃，让自己每天都处于最佳状态。

第四节
女性保养肝脏的方法

王女士，45岁，3个月前开始口服减肥药后，出现进食后饱胀感强、消化不良、面色发黄等症状。在家人的劝导下，到医院就诊。抽血检查发现肝酶升高，医生考虑是药物性肝损伤，建议王女士停用减肥药，服用保肝药。一段时间后，王女士气色逐渐好转。

我们该如何保持身材，同时又不伤及自己的器官呢？

首先我们应该充分认识肝脏是什么样子的，它主要是干什么的，这样才能知道怎样去保养它（图5-3）。

肝脏是人体中体积最大的实质性腺体，由数百万个肝细胞组成，也是消化系统中最大的消化腺，是体内各种物质代谢的中心。正常肝脏呈红褐色、表面光滑、质地柔软，主要位于人体右上腹。

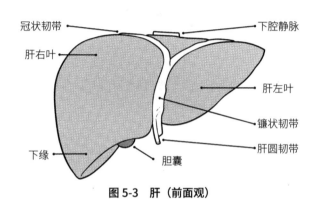

图 5-3　肝（前面观）

肝脏具有重要而复杂的功能：

参与新陈代谢

肝脏是人体最大的实质性器官，占体重的 2% 左右，也是三大营养物质进行新陈代谢时必须经过的重要器官。

生物转化、代谢合成

肝脏内有各种生物酶，可通过生物转化、代谢合成，将胃肠道吸收的营养成分转化为对身体有用的物质。

解毒

无论是外源性还是内源性毒素，多数看来可流经肝脏转化为对身体无害的物质，进而排出体外。

合成胆汁

正常肝脏一天合成 800 ～ 1000mL 胆汁，经由胆道进入肠道，帮助消化脂肪类食物。

造血及免疫功能

肝脏具有部分造血以及免疫功能，是合成人血白蛋白、凝血物质的重要场所。

哪些因素会影响肝脏健康呢？

不良的生活习惯

肝脏是人体中重要的代谢、排毒器官，若患者平时存在吸烟、酗酒、长期熬夜等习惯，会加重肝脏负担，对肝脏功能造成影响。除此之外，若患者平时经常出现暴怒情绪，也会影响肝功能，出现"肝不好"的情况。

病毒感染

病毒感染会对患者的肝脏组织以及功能造成损伤，从而导致患者出现"肝不好"的情况。目前临床常见的病毒感染包括甲型病毒性肝炎、乙型病毒性肝炎等。

肝细胞脂肪变

如长期大量饮酒、长期营养过剩、过度肥胖等，都会造成患者体内肝细胞发生弥漫性脂肪变。该疾病会导致慢性肝脏损伤，所以患者会出现"肝不好"的情况。

擅用药物

肝脏是人体重要的代谢器官，若患者平时经常擅自用药，可能会导致药物中的辅料、药物代谢产物损伤肝脏功能，诱发药物性肝损伤，从而患者会出现"肝不好"的情况。

自身免疫异常

患者出现自身免疫异常的原因较为复杂，通常与遗传因素、个人因素、环境因素等有关。当患者存在自身免疫异常时可能会诱发自身免疫性肝病，如自身免疫性肝炎、原发性胆汁性胆管炎等，从而导致患者出现"肝不好"的情况。

从肝脏的功能及肝损伤的因素来看，我们可以从日常生活中的一些注意事项做起，来保养肝脏：

（1）中医角度讲怒伤肝，肝的情志在怒，所以要想肝脏强健，首先要学会制怒，使肝火熄灭，肝气正常生发、顺调，保持心情开朗有助于养护肝脏。

（2）多喝水可补充体液，增强血液循环，促进新陈代谢，减少代谢产物和毒素对肝脏的损害。

（3）保持良好的生活习惯，不酗酒、不吸烟、不熬夜，健康饮食，避免暴饮暴食。建议低油低脂饮食，多进食瓜果蔬菜。

（4）规律作息，要早睡早起，养成良好的作息习惯。

（5）适量的运动，选择适合自己的运动方式，比如晨跑、散步等，来改善体质，强壮身体。

除上述这些注意事项之外，还有一些保护肝脏的保健手法。

（1）按摩大敦穴。盘腿端坐，赤足，用右手拇指按压左足大敦穴（足大趾甲根部内侧，图5-4），左旋按压15次，右旋按压15次，然后用左手按压右足大敦穴，手法同前。

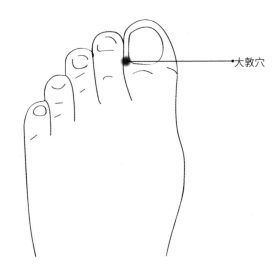

大敦穴

图 5-4　大敦穴

大敦穴是肝经的第一个穴位。
按摩大敦穴，能达到清肝明目之功效，可使头脑清醒，神清气爽。

（2）按摩三阴交穴。盘腿端坐，用左手拇指按压右三阴交穴（内踝尖上3寸，胫骨后缘处，图5-5），左旋按压15次，右旋按压15次，然后用右手按压左三阴交穴，手法同前。

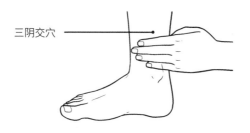

三阴交穴

图 5-5　三阴交穴

　　肝脏的保养首先要从自己做起，但医院的体检也是必不可少的，平时要注意定期复查，做到及时发现问题，及时治疗，让自己拥有一个健康的体魄。

第五节
肺结节

🔍

　　门诊来了一位老患者，她在十多年前做过乳腺手术，这次来就诊是因胸部 CT 发现了肺结节，她很紧张地询问是不是乳腺癌出现了转移。

　　以前，大多数患者在发现咯血和长期咳嗽、胸闷后，才会到医院就诊，结果发现肺部阴影是肺癌并且是晚期。现在经济条件好了，大家的健康意识提高了，开始规律地进行体检，很多女性在体检时就能发现肺结节。

什么是肺结节

胸片或胸部 CT 检查提示直径 3 cm 及以下的肺部阴影为肺结节。如果病灶直径超过 3 cm 则称为肺肿块。

肺结节按大小可进一步分类为：微小结节（直径小于 5 mm）、小结节（直径 5 ~ 10 mm）、肺结节（直径 30 mm 以下）。

按数量分类，可分为单发性结节和多发性结节（存在 2 个及以上的结节）。

还可以按密度分为实性肺结节、纯磨玻璃结节、混杂性结节。

发现肺结节怎么办

（1）可以进行胸部 CT 检查（结节处行病灶薄层扫描），注射药物观察结节有无强化。

（2）监测肿瘤标志物，如癌胚抗原（CEA）、细胞角蛋白 19 片段（CYFRA21-1）、鳞状上皮细胞癌抗原（SCCA）、胃泌素释放肽前体（Pro-GRP）、神经元特异性烯醇化酶（NSE）。

（3）有肿瘤病史，需要鉴别良 / 恶性的可以进行功能显像（PET-CT）。

（4）发现肺结节后要根据结节大小、有无毛刺征、位置和患者的吸烟史、家族史、既往病史进行风险评估，决定是否进行病理诊断。可以通过经胸壁肺穿刺活检术、气管镜检查、手术活检、胸腔镜检查、纵隔镜检查获得病理样本。

肺结节可能是什么病

大部分的肺小结节都是良性的，可能是曾感染肺炎、肺结核等疾病或外伤痊愈后留下的瘢痕，也有可能是感染或非感染性肉芽肿，以及良性肿瘤等。需要密切鉴别排除外肺部原发恶性肿瘤或者恶性肿瘤的肺转移瘤。

肺结节怎么治疗

获得病理诊断后，应尽快根据病理分期进行治疗。多数小的、多发的结节，以纯磨玻璃结节、混合磨玻璃结节为主，常不需要或者无法定性，被诊断为动态未定性结节，患者需要按照严格的复查计划主动监测。

（1）直径小于5 mm的微小结节对于患者来说，半年甚至一两年之内都没有很大的威胁，这类患者可以放心地在基层医院治疗；首次发现后建议每3个月做一次肺部CT；

超过一年以后，若没有异常，可调整为半年做一次肺部 CT；大多数结节在两年内观察未明显生长，一般可视为良性或低度恶性病变，可以一年复查一次。对于合并肿瘤史的患者，注意复查肿瘤标志物和 PET-CT。

（2）直径 5 ~ 10 mm 的小结节可以在有诊断经验的中国肺癌防治联盟肺结节诊治分中心进行治疗。

（3）直径 10 mm 及以上的肺结节则应该尽早诊治，到有经验的医院或医生处就诊，尽早拿到病理学检查结果。

需要进行低剂量 CT 规律筛查的高危人群

（1）年龄 40 岁及以上。

（2）吸烟或曾经吸烟每年 400 支及以上（每天吸烟数乘以吸烟年数大于 400）或 20 包年（每天吸一支烟超过 20 年）。

（3）环境或高危职业暴露史（如石棉、铍、铀、氡等接触者）。

（4）既往有慢性阻塞性肺疾病、弥漫性肺纤维化或肺结核病史者。

（5）罹患恶性肿瘤或有肺癌家族史者。

如何预防肺结节

避免吸烟是最重要的，吸烟是目前已知的与肺癌最相关的高危因素，吸烟的年龄越早，吸烟的时间越长，每日吸烟量越多，患肺癌的概率就越大。长期吸二手烟也是高危因素之一，所以远离吸烟人群、督促身边人戒烟很有必要。

脱离高危工作环境，进行有效的职业防护以减少暴露，减少油烟吸入也能有效防止肺结节的发生。

建议保持良好的心情、积极锻炼身体、规律作息、健康饮食，每年定期体检。如果发现肺结节，理性面对，及时就医。

第六节
出现甲状腺结节怎么办

在门诊常看到颈部和乳腺都有手术瘢痕的患者，病史记录患者同时患有甲状腺癌和乳腺癌，二者在病因方面有什么内在联系呢？

因健康意识的提高和规律的体检习惯，使得两类癌症的诊断率升高。这两类患者生存期长，所以患第二种癌的可能性较高。自身免疫、电离辐射、碘摄入过量、雌激素、环境内分泌干扰物、负性社会心理因素、遗传等都可能促进甲状腺癌发病。而乳腺癌的发病因素也有自身免疫、雌激素、心理因素等，与甲状腺癌发生的诱因有一定程度的重合。此外，还有一些激素作用的假说也在逐步被证实。

如何诊断甲状腺结节

（1）发现结节。高分辨率甲状腺超声是诊断甲状腺结节的首选方法，能确定结节是否存在，评估结节的声像图特征以及发现颈部区域淋巴结，协助鉴别甲状腺结节的良/恶性，还能对所发现的结节进行分类评估，类别数值越高，恶性结节（甲状腺癌）的可能性越大。初次发现甲状腺结节时，若连续复查3～4次，结节无明显变化，则可以延长复查间隙。

典型的恶性结节通常有实性结节、低回声、边界模糊、钙化（尤其是微钙化）、垂直位生长（尤其在直径小于1 cm结节中）等可疑特征。

（2）甲状腺结节功能评估。所有的甲状腺结节均应做甲状腺功能检测，血清促甲状腺激素（TSH）增高者测定血清游离甲状腺素（FT4）和甲状腺自身抗体（TPOAb 和TgAb），TSH 减低者测定血清 FT4 和 FT3（游离三—碘甲腺原氨酸）。如果结节直径超过 10 mm，可以进行甲状腺核素显像以判断该结节是否具有自主摄取功能。

（3）甲状腺结节穿刺细胞学病理诊断。对于 4a 类及以上的结节，有恶性风险，患者要进行穿刺以明确良/恶性，即使穿刺呈阴性，也需定期随访，最好每个月复查一次。超声随访过程中结节实性区域体积增大 50%以上，或至少2 条径线长度增加超过 20%（并且直径超过 2 mm），或出现新的可疑恶性超声征象，应进行穿刺。

甲状腺结节的治疗

（1）良性结节的复查，需定期检查超声和甲状腺功能。

（2）出现以下情况时需要手术治疗：

诊断为恶性结节的患者要及时进行手术切除。

良性结节出现以下情况时需要手术治疗：较大（直径多超过 4 cm）引起局部压迫症状，出现声音嘶哑、吞咽或呼吸困难等症状；结节进行性生长，临床考虑有恶变倾向；肿物位于胸骨后或纵隔内；合并甲状腺功能亢进且内科治疗无效；自主性高功能甲状腺腺瘤和毒性多结节性甲状腺肿。

（3）左甲状腺素治疗：用于合并甲状腺功能减退症和甲状腺癌术后的患者。

（4）碘 131 治疗：用于自主性高功能甲状腺腺瘤和毒性多结节性甲状腺肿的患者，以及恶性结节患者的术后治疗。

（5）对于小结节患者或者不愿意手术者可以进行消融治疗。

第七节
如何避孕

Q

每年的 9 月 26 日是世界避孕日，其愿景为"建立一个没有意外妊娠的世界"。它是一个国际性的纪念日，旨在提高年轻人的避孕意识，让年轻人对自己的性行为与生殖健康做出负责任的选择，促进年轻人的生殖健康和性健康。

在中国，每 3.2 秒就有一名女性进行人流手术，而错误的避孕方法，是意外怀孕的重要原因！

今天，我们来给大家盘点一下哪些避孕方法最靠谱。

以下几类避孕方法，大家可能经常听说，但实则大多

"不靠谱"。它们一般都很容易失败，所以不到迫不得已时，不建议大家使用。

体外射精

指男性在要射精的最后关头迅速"撤出"，使精液并不进入女性的阴道。

失败原因：男性射精前分泌的透明前列腺液中含有数以百万的精子，依然可导致女性怀孕。

安全期避孕

有些人以月经来潮和结束的"前七后八"或"前三后四"来估算安全期，并在所谓的安全期内不采取其他避孕措施。

失败原因：大部分女性的月经并不是永远规律的。情绪、疾病都会影响周期，且精子可以在女性体内存活数天，所以估算出的安全期很可能并不安全。

紧急避孕药

紧急避孕药用高剂量的人工合成孕激素来抑制卵巢排卵需在同房 72 小时内服用。

失败原因：如果同房时女性已经排卵（但不自知），那么在卵子存活期内（约 18 小时内），就算吃紧急避孕药也有可能怀孕。此药激素剂量高，易产生副作用，是万不得已情况下的选择。紧急避孕药容易导致异位妊娠。

说完不靠谱的，再说说以下这些"靠谱"的避孕措施，避孕有效率都相当高。只是根据是否简单易行，长期或是短期，副作用大小等，都有着不同的推荐指数，大家可根据自身情况选择。

避孕套

推荐指数：★★★★☆

靠谱程度：有效率 98%。

方便级别：很方便。

副作用：可能引发橡胶过敏。

原理：简单粗暴地从物理上阻拦精子进入子宫与卵子相遇，让精子们"孤独终老"。

注意：需要注意的是避孕套是有尺寸型号的，过大和过紧都不建议。

短效避孕药

推荐指数：★★★★★

靠谱程度：有效率99%。

方便级别：一般方便。

副作用：可能引发恶心、乳房胀痛、头晕等。

原理：短效避孕药（含雌激素和孕激素），会让卵巢误以为人已经"怀孕"，也就不会再"排卵"了。还能顺带治疗月经不调、痛经等病。

注意：短效避孕药需每日服药，不可漏服，吃一周后才有避孕效果。副作用一般会自行消失，个别人用药后会有阴道点滴出血，一般无须处理也会自行消失。严重血液病、肝病、乳腺或子宫肿瘤的患者不宜使用。另外还有一种长效口服避孕药，因为副作用大已基本被淘汰。

宫内节育器（环）

推荐指数：★★★☆☆

靠谱程度：有效率95%以上。

方便级别：稍有不便。

副作用：可能引发出血、腰酸、节育器嵌顿或脱落等（概率不高）。

原理：通过一个小手术（无创）把环状的节育器放入子宫，可引起子宫轻微的无菌性炎症，使受精卵不能及时着床发育而失去活性。

注意：宫内节育器有一定的有效期，需要去医院上环、取环，适合长期有避孕需求的人，节育器寿命一般为5~7年，到期后一定要记得做取环手术。

皮埋避孕

推荐指数：★★★☆☆

靠谱程度：有效率99%以上。

方便级别：稍有不便。

副作用：引发皮埋后感染；月经紊乱、阴道点滴出血（一般会逐渐恢复）。

原理：通过在胳膊内侧划一个小口，埋入一个火柴棍大小的硅胶棒。其内含有避孕药物（含孕激素），可以在体内慢慢释放，无须天天吃药。

注意：皮埋避孕的有效期约3年，需做有创皮埋手术。一定要选择正规医疗机构进行皮埋手术。乳腺癌、肝脏疾病、生殖系统异常出血的患者禁用。如果后悔了，取出植入的小棒子1个月后就能恢复正常的排卵功能。

结扎避孕

推荐指数：★ ★ ☆ ☆ ☆

方便级别：不方便。

副作用：较小，但毕竟需要手术，有一定手术和麻醉的风险。

原理：通过手术，男性切断并结扎输精管，女生结扎输卵管（可选择不切断），让精子或卵子中的其中一方"与世隔绝"（图5–6）。

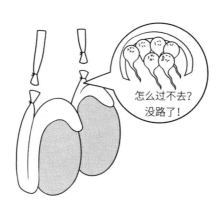

怎么过不去？
没路了！

图5-6 结扎避孕

注意：结扎避孕男女均可，但需要住院手术。无论男女谁结扎，都不会影响性功能。男性结扎术后需要等 2 ~ 3

个月或排精 10 次以上才能确保精液中不再有精子。

　　总之，我们需要在"靠谱"的避孕措施中，选择最适合自己需求的方式。千万不要有任何侥幸心理。

第六章

女性心理健康

第一节
健康的亲密关系

当我们说"女性"的时候，就意味着同时存在着"男性"。现实中，两性是相互依存的，因此，如何与异性交往自然成为人类的重要人生议题之一。随着文明的进步和社会的变迁，女性和男性的社会地位日益对等，但是一谈到亲密关系，仍然不乏困惑和困难。那么我们就来看一看，如何发展健康的亲密关系。

亲密关系，简单地说就是一种让彼此感到亲近的人际关系。不管亲密关系双方性别如何，都有很大一部分与异性之爱类似，在此谨以较常见的男女之爱为例。

情侣之间，经常谈及的一个话题就是"你究竟爱不爱我"。那么什么是爱呢？这是一个很大的问题，我们不妨从一段"爱"的关系中来理解。

小莉 18 岁，刚上大学。在一次校篮球赛上，她看到一位帅气的学长在场上叱咤风云，便心生好感。一打听，学长还是系学生会主席，并且是全校皆知的"歌王"。从此小莉就处处留意学长，爱慕之情随之增长，但是因为害羞，她从来不曾主动去认识学长，只是沉浸在自己喜欢、迷恋的感受里。

一次偶然的邂逅，小莉和学长相识了，学长叫阿志。在浪漫的雪夜，两人漫步校园，彼此吐露心声。此后他们便形影不离，一起学习、吃饭、游玩，无话不谈，更不乏甜言蜜语。但对他们来说，未来还非常遥远。

小莉和阿志的恋爱关系发展得很顺利，大学毕业之后他们各自有了工作，经过一段时间的共同生活，他们结婚了。婚后的生活忙碌而幸福。

一年以后，小莉被调去了另外的城市工作。两人聚少离多，彼此思念，虽然每次见面都很甜蜜，但是生活中无法互相照顾，遇到困难时很难互相陪伴或帮助。

这样过了两年，小莉和阿志都觉得这样的生活不是两人想要的。于是经过努力，阿志也来到了小莉的城市工作，一年后他们有了第一个孩子。成为父母，让生活变得更加充实和辛苦，两人之间的合作更多了，矛盾也变多了。但是他们没有忘记在一起的初衷。虽然有时候他们觉得不再那么有激情，但仍然努力调和彼此的关系，互相支持着，共同面对生活。

小莉和阿志的故事呈现了爱的不同形式和元素。美国心理学家斯腾伯格（Robert J. Sternberg）的爱的三元理论提出，爱具有亲密、热情、承诺这三种成分。在 A 阶段，小莉对阿志只是单方面的热情依附，并没有实际的关系和承诺，属于迷恋。这种情况多出现于青春期，不过在整个生命中都有可能出现。如果迷恋的爱走向真正的亲密，就像小莉和阿志；到了 B 阶段，两人既有相互亲近的动机，也就是热情，又发展了实际生活中的亲密关系，那么这种关系就成为浪漫的爱，也是我们常说的"坠入爱河"。

如果浪漫的爱继续发展，变得更加严肃并互相承诺未来，同时继续保持热情和亲密的话，就形成了恋爱关系的理想模型——完美之爱。这种理想的关系并不容易实现。小莉和阿志在新婚期建立的就是完美之爱，但是随着生活的变化，两人不能日常生活在一起了，维持亲密就变得很困难，此时他们需要一直努力分享彼此的内心。但如果他们的关系因此只剩下想见面的热情和对彼此的承诺，却没有了真正的亲密，我们称之为"虚幻的爱"。

看起来维持完美之爱比建立它更容易受到挑战。不过，双方仍然有可能在不完美的基础上重塑爱的关系。小莉和阿志就通过努力团聚在一起，解决了共同生活的问题，重新让完美之爱成为可能。

没有哪一种爱是完全稳定的，当孩子降生的时候，小莉和阿志的关系又出现了变化。两人之间的承诺和亲密感没有改变，但随着家庭事务的增加、彼此吸引力的变化、各自成长的差异等，双方的爱有可能减少或丧失热情。这种由亲密和承诺组成，但缺乏热情的关系被称为同伴之爱。在现实中，很多在传统意义上令人满意的婚姻都属于同伴之爱。

在这个阶段，两人的关系仍然有可能继续变迁。比如，随着孩子逐渐长大，两人独处的空间恢复，或者双方在心智、身体各层面上的相互吸引增加，那么彼此的热情就有可能增长起来，重回完美之爱。另一方面，也有很多夫妻不满足于同伴之爱，但无力在关系中寻求解决，久而久之，亲密的部分也有所消耗，甚至将热情和亲密放诸关系之外，导致移情别恋，那么只剩下一纸婚书的两人就形成了空洞的爱（图 6–1）。

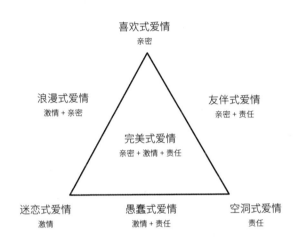

喜欢式爱情
亲密

浪漫式爱情
激情＋亲密

友伴式爱情
亲密＋责任

完美式爱情
亲密＋激情＋责任

迷恋式爱情
激情

愚蠢式爱情
激情＋责任

空洞式爱情
责任

图 6-1　爱的三元理论

由此我们可以看到，爱的元素会随着生活中关系的各种变化而不断转变。一般来说，热情首先会被激发又很快消退，亲密的建立需要更长的时间，而承诺的形成则更慢。一段持久的关系，可能会经历激情消退、亲密感的波动，甚至承诺的危机。但另一方面，如果了解关系中各种成分的消长，我们也有可能主动维护长期的爱的关系。

正如小莉和阿志，他们一起组建家庭、养育孩子，爱的承诺元素是非常重要的。但是当它被过分强调时，反而会危害关系。因为单有承诺却缺乏热情和亲密的话，关系就变得像一种义务。相反，如果双方都认识到爱不是理所应当的，双方都要投入更多的精力去经营，那么长期的关系就有可能年轻化，焕发出新的激情和亲密感。

那么怎么做才能使关系保持"年轻"呢？

维持亲密感

在一段长期关系里，双方可能会觉得对彼此已经很熟悉了，就像"老夫老妻"，不再互相好奇和探索。这样的话，亲密感就会逐渐褪色，双方会感到没有精神上的链接。其实，每个人都在发展变化，即使是共同生活的人也可以继续去了解对方的感受、想法，或者意愿和需要。著名的心理学家、分析心理学的创始人荣格曾经说过，孤独并不是来自身边无人，而是一个人最紧要的感受无人分享。在亲密关系中，彼此消解一部分的孤独感，往往会使亲密感迅速提升。作为女性，不仅需要这种亲密，而且也擅长给予。当在关系中感到不被对方所理解和关注时，可能也是对方在关系中感到孤独的时候，可以尝试将自己的所需提供给对方。因为在一对情侣或夫妻中，双方的感受经常是彼此呼应的，亲密感的体现也是相互的，当一方感到被理解的时候，双方的亲密感都会提升。

激发热情

当一段关系渐趋稳定的时候，热情的退去容易被理解，但这并不是说就可以任凭激情被消耗。爱不是盲目的，双方都需要从彼此的吸引力中汲取燃料。如果因为有被爱的安全感而忽视对自身吸引力的经营，不仅可能直接削减对方的热情，也会传达出一种态度，即对方的喜爱与否并不重要，不值得为之付出。因此双方享有爱的同时，也有一种责任——持续成为更好的自己。

第三节
人格之美

德裔美籍心理学家埃里希·弗洛姆（Erich Fromm）认为爱是一种主动的能力，在保持人们尊严和个性的前提下将人与人结合起来，达到人际间的和谐。这种爱是一种成熟之爱，包含着给予、关心、责任、尊重和了解。由此可见，双方在亲密关系中所体验和展现的态度对两人的关系也非常重要。

在我们的传统文化中，男为阳、女为阴，好像女性天生应该展现被动的姿态。但是这样的刻板印象，已经不再被现代社会所认可。

建立健康的亲密关系，需要女性具有独立、自尊、丰富和有力量的人格。真正的爱是一种成熟的感情，需要爱的双方是独立的人。

　　荣格认为，不管男人还是女人，内心深处都蕴含着潜在的异性气质——男人内心的女性原型被称为阿尼玛，女性内心中的男性原型被称为阿尼姆斯。在整个生命的过程中，女性都有一种将阿尼姆斯整合到自己人格中的倾向。当女性遇到和自己的阿尼姆斯相像的男子时，便会感到强烈的吸引力，想要与之融合，因为她已经将自己人格的一部分投放在了对方身上。与此同时，男性也会将自己的阿尼玛投放在女性身上，于是就会出现干柴烈火、如胶似漆的热恋。

　　不过，这也是有时候会爱得丧失自我的原因之一。一旦双方真的在精神层面合二为一，之前强烈的吸引就消失了。就好像两块磁铁的南北极，一旦吸附在一起，就感受不到彼此的吸引力了。

　　其实，不管男性还是女性，在健康的情况下，都会从伴侣的身上学习自身欠缺的部分。比如，男人越成熟越懂得体贴和温柔，女性越成熟越果敢、有力量。而在亲密关系发展的后期，特别是当对方逐渐成熟的时候，只有同样继续发展完善、不断生出新的魅力，才能持续地具有吸引力。所以，即使有满意的亲密关系，大家也不应当放弃自我成长。

　　不过即使很努力地经营一段关系，有时候也会感到痛苦彷徨，不知道该不该放弃，因为并没有一个标准来定义什么是好的关系。

第四节
健康的关系

什么是好伴侣，好的关系？每个人都有自己的见解和喜好，但是我们仍然可以分辨一段亲密关系是否足够健康。

首先，健康的关系建立在彼此独立的基础上。我们不妨再看看小莉和阿志。

当孩子逐渐长大，小莉和阿志可以重新关注自己的发展了。阿志开始恢复加班和健身，在事业上取得了新的进展。小莉经过了怀孕生子，开始对人生有了新的看法，重返工作后，她逐渐有了自主创业的想法。这时的他们，都开始将更多的精力投注在家庭以外的世界。那么这会使他们疏远吗？

伴侣之间需要互相陪伴和支持，但不是一方绝对依附于另一方。相反，如果是小婴儿和母亲，就可以说他们是一个"共同体"，在心理上不分彼此、相互融合、密不可分。在恋爱的初期，情侣也会如胶似漆，那是因为彼此强烈的吸引使他们像母亲和婴儿一样融合了。情侣双方都会同时扮演母亲和婴儿的角色，依赖又被依赖。

婴儿会长大，亲密关系中的两人也会从安全的关系出发，继续各自独立地成长。当一方逐渐从最初的融合中恢复为独立的成年人时，如果对方可以允许这种心理上的分离发生，那么彼此的关系就将进入更高的阶段。

在彼此独立的基础上，继续互相欣赏和关心，并保持尊重和界限，这并不容易，但是可以让双方获得一个心理空间，在这个空间里，爱和自由成为可能。

当然，彼此独立并不是毫无关系。健康的亲密关系，需要彼此在精神上贴近，能够互相交流情感，可以讨论关系本身。就像小莉和阿志，在各自发展事业、拓展交际圈的过程中，总会有一些时候，一方会觉得自己变得不那么重要了，甚至被排除在对方的生活之外。好的关系并不是不允许这种情况发生，而是在这种时候，双方能够真诚地交流和互相理解。

建立亲密关系是一个动态过程，会有起伏跌宕。健康的关系应该可以面对这些变化。小莉和阿志在照顾孩子和努力工作之余，可以多用一些时间来观察和反思双方的关系，在合适的时候互相交流。如果回顾一下恋爱之初就会发现，两人不仅被对方吸引，也付出了大量的时间和精力，才将关系推向高潮。而热恋中充满所谓的"情话"，正是两人对彼此关系的直接讨论。虽然热情会消退，但双方的感受仍在发展变化中，真诚地交流这些就如同再次创造新的关系，给关系带来新的热情。

最后，尽管每一对情侣或夫妻都希望彼此可以长相厮守，但是有些关系仍然会走向结束。不过，意识到这一点，恰恰会推动双方去珍惜和呵护关系。前面我们说到，只剩下承诺和责任的爱，是空洞的爱。如果因为有承诺在先就觉得彼此不会分开，不再投入情感和精力，那么这份感情就会逐渐失色。

其实，整个生命就是一个过程，生命之中的一切关系都有终点。无论一段人际关系多么密切和重要，但始终都是一个人与外部的联系。作为女性，因为社会文化因素的影响，可能会觉得失去伴侣是一件十分严重的事。但这样的想法反而使人容易在关系中丧失自我，使对方感到过于被依赖和束缚，最终导致关系的破裂。当今社会，越来越多的女性获得与男性对等的机会。一个足够健康的女性，应该意识到，自己有能力对自己负责，并且有义务这么做。当女性足够爱自己、信任自己，足够尊重自己，尊重关系变迁的规律，就会促使男性也来到一个和女性平等的位置，去思考彼此的关系。世人常说"好聚好散"，其实并不容易。可能更多的时候，我们得带着不确定的感受，充分享受当下。有趣的是，在一些情况下，当你真的表达对未来的担心，未来却变得如人所愿。[1]

---

[1] 贺兰特·凯查杜里安.胡颖翀，史如松，陈海敏，译.性学观止［C］，北京：科学技术文献出版社，2019。

埃里希·弗洛姆.李健鸣，译.爱的艺术［B］.上海：上海译文出版社，2008。

第五节
孕期心理

　　成为母亲，是女性人生中的一件大事。新精神分析派的代表人物埃里克森（Erik H. Erikson）认为，当一个人具备了与人亲密的能力，对自己和人生方向有了比较确定的感受和规划，并且感到幸福的时候，他就会想把产生这些东西的环境条件传递给下一代。所以，一般来说，一个孩子的降生总是让人感觉美好的——小小的他，从美好的意愿中来，并将在美好的祝福中展开生命。

　　但是在现实中，一件喜事往往也伴随着很多焦虑、担忧和害怕。下面我们就来看一看，除了成为妈妈的喜悦，怀孕还会给女性带来什么样的心理变化。

李媛是一位职业女性，之前在国企工作，后来创办了自己的公司。她非常繁忙，经常工作到深夜，还频繁到各地出差。她今年 32 岁了，家人都盼望她生育一个孩子，李媛自己也觉得需要有一个孩子，但是她非常担心怀孕和生育会彻底改变自己的生活。以前李媛瞧不起那些在家带小孩的女性朋友，觉得她们的生活束手束脚，甚至粗鲁地评价她们是生活呆板的人。她还非常害怕成为妈妈会阻碍她的事业发展，特别是公司正在快速发展中。这些担忧使得李媛对备孕的态度非常矛盾。

在李媛身上，我们看到了女性在备孕中或怀孕初期会感受到的心理冲突，那就是：一旦怀孕，准妈妈将面临一种完全不同的生活——同时为自己和另一个生命负责。看起来，还没成为母亲的女性，可以很洒脱地生活，自由地做自己想做的事。一旦怀孕，即使是盼望已久而怀孕的女性，也会马上注意到自己的生活方式发生了变化，感觉因此受到束缚。首先要说的是，这种受到束缚甚至因此不快的感受是非常正常的。

前面我们说过，只有成为独立的人才有可能和他人建立健康的亲密关系。但是，在自己的身体里孕育另一个生命，这恰恰需要妈妈打开自身的边界，允许这个小生命在自己的体内和心中生长，这并不容易。在这个过程里，妈妈不仅用自己的身体滋养宝宝，也在内心给宝宝留有一个空间。这就需要妈妈逐渐放弃独立的身份，和宝宝融为一体。

现实生活中，妈妈会时时处处考虑宝宝的处境和感受，不可避免地要牺牲一些个人的需要，使宝宝得以顺利成长。比如，李媛怀孕后，可能就需要适当降低工作强度，调整工作方式，逐渐在宝宝出生前停止工作，并在宝宝出生后的一段时间里维持这种状态。这一定会给事业的发展带来影响。有的妈妈非常注意外在形象，或者喜爱旅游和交友，怀孕也会影响这些方面。这些都会使妈妈们感到，似乎养育孩子和自己的快乐生活是矛盾的，甚至当妈妈就意味着放弃自由。

对此很多女性非常担心，甚至因此害怕得"不敢怀孕"。这些变化的确会给女性带来很大的冲击，但是当这种恐惧过于强烈时，我们可能就会忘了，这些变化虽然剧烈，但不会永远持续下去。怀孕、生产和养育是一个过程，其间妈妈们会遇到一些困难，但是这一切最终都会过去。

随着孩子的长大，母子之间又会慢慢地拉开距离。不仅母亲需要逐渐回归"自由"，孩子也需要足够的空间去探索和发展。从一开始感到有负担、被约束，到后来体验到辛苦，再到最后舍不得宝宝长大，但是也很欣喜地回到自由的个人生活中，每一个妈妈都会自然地完成这段成长。有时候妈妈甚至很难说清，到底是自己养育了宝宝，还是宝宝促使自己成长为母亲。也有很多女性发现，当了妈妈之后，自己在工作中也更有勇气和胜任感，获得了很多过去没有的能力。

还有不少女性很想成为母亲，也愿意为养育孩子改变生活状态，但是她们又非常担心自己不是一个好妈妈。在人人以学习、考试为评价标准的时代，就好像当妈妈也可以像学习语文、数学那样被评价。其实照顾宝宝是自然而然会习得的事，你慢慢就知道怎么做，并不需要多么有能力。

像李媛这样的准妈妈，曾经非常害怕和反感怀孕，但随着怀孕的进程推进，她的心态也会逐渐发生变化。她的兴趣会逐渐缩减，慢慢从外面的世界转向自己内部。这种转变甚至不必做过多的意志努力，过去曾让李媛感到矛盾的生活抉择，都被成为母亲的进程所超越。准妈妈会慢慢地聚焦在身体内部的宝宝以及自己和宝宝的联结上。

如果想让小婴儿最终发育成既健康、独立，又合群的成年人，就要使他从天然的亲情关系中开始成长，比如从与妈妈的关系开始成长。所以，可以认为，如果你爱你的宝宝，那他就有了一个好的开始，而你也就开始成为妈妈了。当然，这种爱并不是肤浅地到处嚷嚷"我爱我的小宝宝"，或者过分地担忧不好的事情。如果你真正爱自己的宝宝，会从怀孕起就把他当作一个人来看。这样的态度会延续到宝宝出生后，成为你们母子关系和宝宝成长的良好基础。

　　这种态度还有一个好处，就是可以使妈妈从不同的角度看待自己和宝宝。比如，接近预产期时，医生说宝宝的体重似乎比一般情况更轻一些。可能这时候妈妈就会有点自责，是不是自己给宝宝的营养不够？甚至因此担心起宝宝的健康。但是如果妈妈把宝宝当作一个独立的人来看，就会想到宝宝有自己的特点，他也对自己的生长负有责任。就像有的妈妈，不管吃多少，肉都长在了自己身上；而另一些妈妈自己很瘦，宝宝却长得很胖。不得不说，这样的差异可能不仅仅是由于妈妈的不同，也是宝宝天然的差异。因此，不管妈妈如何努力，对宝宝抱有什么期待，都得接受宝宝有自己的发展规律，这些是妈妈无法全权负责的。认识到这一点，妈妈也会感到肩上的担子不那么重了，能放松下来做个自然而然的妈妈了。同时，这样的态度在育儿中也能给予宝宝足够的空间去探索和自由发展，在将来也是大有裨益的。

在怀孕期间，准妈妈们还有一种担忧来自分娩的过程。如今信息时代，我们很容易就能获得一些信息，告诉我们分娩是痛苦的经历，这增加了女性对分娩的恐惧。通过更正规的渠道去了解分娩的知识，会对克服这种恐惧有所帮助。这倒不是说分娩其实不痛苦，但是更多的认识和了解，可以让准妈妈最大限度地减少恐惧。而且医生和助产士还会提供一些切实可行的方法，在孕期和分娩的时候帮助妈妈找到一些控制感。如果准爸爸也参与到这个学习的过程中，就能更好地理解妻子，并且使准妈妈不再有孤独感。

也有可能在某个时刻，你感觉坚持不下去了，那么千万要记得，分娩和整个妊娠期一样，都是一个过程，不管多么困难，最终都会结束。并且准妈妈们不要忘了，分娩的过程不只是"外面"人的事，"里面"的小宝宝也参与其中。每一阵疼痛和每一次用力，都是你和宝宝共同努力的时刻。最后，你们会一起完成人生中这件重大的事。

不过，新生命的降临不只是新生，也相应地带来很多结束。比如，女性的身体会发生一些不可逆的变化，夫妻关系也将进入一种新的模式，很有可能无法完全恢复到过去，无子女时无牵无挂的感觉也将结束。这意味着，准妈妈将在分娩那一刻告别很多的过往。告别时总会有一些悲伤和无力感，这也是女性害怕做妈妈、害怕分娩的原因之一。

但是结束并不只代表着哀伤，如果你去回顾自己的生活，就会发现，每一次结束都伴随着新的开始，有时还会体验到人生不同阶段的意义，甚至感动。人生也是一个过程，这很不幸，但也非常幸运。

因此，成为母亲，是人生的一座里程碑，也是让生命变得丰富和有意义的一件事。如果你愿意去做，那确实是一件好事。在这件事中，每个妈妈都有自己的体验。可以确定的是，做妈妈一定有很多非常丰富的感受。对此，无需太过恐惧，也不必太理想化。

著名的精神分析大师、优秀的儿科医生唐纳德·温尼科特（Donald W. Winnicott）曾说："平凡的妈妈显然都知道怎么疼爱自己的孩子。"[1]也许在怀孕、生育这件事上，自然而然地信任自己，便是一个好的开始。

---

[1] 唐纳德·温尼科特 . 魏晨曦，译 . 妈妈的心灵课——孩子、家庭和大千世界［M］. 北京：中国轻工业出版社，2016.

第六节
产后心理健康

前面我们讨论了怀孕给女性带来的冲击，从怀孕到顺利生产，实属不易。那么，当小宝宝终于从腹中来到了妈妈的怀里时，新妈妈会产生什么变化吗？又会面临什么样的挑战呢？

毋庸置疑，做妈妈首先是一件大喜事，新妈妈也会因此欣喜不已。由于分娩后的如释重负和初为人母的喜悦，妈妈往往在生产后的数天内非常兴奋，并且很有成就感。但这并不是说，产后的时光就是轻松愉快的。分娩的疲劳或是剖宫产的伤痛会给妈妈带来身体上的不适。而对这个刚出生的小生命，妈妈既疼爱又担心，既熟悉又陌生。一切还没有步入正轨，妈妈很容易休息不好或者过于焦虑。

说到焦虑，对一些新妈妈来说，可能没有什么比面对一个柔弱的、完全依赖妈妈的新生儿更让人焦虑了。对于母亲与婴儿，精神分析大师温尼科特进行了大量的观察和研究，并提出了原初母爱贯注的概念。这是指母亲在婴儿出生前到出生后数周或数月内，会处于一种对婴儿是高度敏感的、全神贯注的特殊状态中。就像我们在前面所说的，婴儿借用母亲的身体，依赖母亲的心理变化而生长，母亲的兴趣、关切的事情，甚至生活的节奏都围绕婴儿展开，而个人的部分退居幕后。在这个阶段，很大程度上，妈妈就是婴儿，婴儿也就是妈妈。

保有这样的状态并不容易，只有妈妈足够健康和勇敢，才能进入原初母爱贯注的状态，并认同小婴儿，自己的内心接纳生命之初的焦虑。在理想而自然的条件下，这个阶段的妈妈不需要任何人，甚至不需要儿科医生的提示，就可以本能地体会到宝宝需要被抱起还是放下，需要单独待着还是翻个身。经过与母亲的一体感和自然妥善的照料，宝宝就能逐渐建立自我体验，开始下一阶段的发展。

但是如果妈妈自己作为小婴儿时没有得到足够好的照

顾，或者在某些方面有所缺失，那么她就无法从难以言说的内心深处提取出这些经验，而产后遇到困难也会不知怎么解决。甚至，妈妈自己作为婴儿的某些体验，会妨碍她照顾自己的孩子。[1]

所以说，产后的几周或是几个月对妈妈可能是一个挑战。当然，不可能让时光倒流去改变妈妈的过去，但是我们可以先看一看，产后有哪些常见的心理不适。

上一章我们提到的李媛，在怀孕后期将公司的事务妥善安排后，几乎把全部的关注都放在了自己和小宝宝的身上，像变了一个人。宝宝出生后，她更是欣喜万分，虽然疲惫，但是对宝宝照顾得事无巨细。尽管她已经考虑得很周到了，还是总担心哪里做得不对，整天都很紧张，睡眠也逐渐变得不太好。家人还感觉到她变得比较敏感、易怒，稍微有意见不一致的时候她就感到很委屈，有时候还会因为对宝宝莫名的担心而偷偷流泪。最让家人不解的是李媛对宝宝的过度照顾，比如因为怕宝宝冷，在很暖和的日子里给宝宝穿得很多，或者在宝宝明显饱了的时候还要宝宝继续吃奶。

---

[1] 唐纳德·温尼科特.魏晨曦，译.妈妈的心灵课——孩子、家庭和大千世界 [M].北京：中国轻工业出版社，2016.

李媛的情况，可能让人感到很熟悉，在自己的女性亲友中，或是自己上一次生育时，可能就有过这样的情况。随着怀孕进程的推进，李媛从一开始的标准事业型女性逐渐进入了原初母爱贯注的状态，可以说她有着足够健康的心理。但是之后她开始对宝宝过度紧张，这种情况十分常见。作为母亲，女性很容易就对自己产生这样的要求：做一个完美的妈妈。但是当妈妈这件事，和世上所有其他事情一样，是不可能尽善尽美的。如果我们回忆自己的童年，一定会想起一些让我们很不满的事情来，也一定或多或少对妈妈有愤怒或是怨恨。

这个世界上并不存在完美的妈妈。就算我们记住童年不完美的部分，在养育自己宝宝的时候特意避免，也很难保证不重蹈覆辙或者矫枉过正，或者因此忽视其他方面的问题。相反，如果妈妈放下对自己刻意的要求，出于对宝宝的真正关心，而不是出于自己要成为伟大母亲的想法去和宝宝在一起，那么你就会发现，育儿工作虽然劳累，却是自然而然的事。

关于哺乳、排泄、睡眠等具体的育儿问题，作为新手妈妈可能会需要医护人员和有经验的亲友的帮助。但是，特别要说的是，养育孩子不是一件机械的事。妈妈有时候必须足够信赖自己的直觉去决定那些具体而细微的事情。因为只有你，才是这个孩子的妈妈。如果妈妈抱有这样的自信和责任感，并对育儿亲力亲为，就能逐渐和小婴儿建立起最基本的情感联结和独特的母婴关系。这种联结和关系将是宝宝未来心理发展的基石，也会使妈妈更加自信和健康。

在原初母爱贯注的阶段里，妈妈往往和婴儿感同身受。这样的好处是妈妈可以本能地去了解宝宝的需要，并恰到好处地去照顾宝宝。但是，某些时候，因为太过投入于和宝宝的融合，妈妈也会不知不觉认同了宝宝的脆弱和无助。就像李媛那样，妈妈们常常会对宝宝的未来莫名担心，仿佛觉得那么弱小的躯体无法承受生命之重。在这种焦虑中，妈妈也会变得有点儿像小宝宝，显得脆弱和感情用事。幸运的是，这种对小婴儿的认同也是一个过程。在妈妈持续的悉心照顾下，小宝宝逐渐意识到妈妈是自己之外的另一个人，母婴之间的融合会慢慢消退，妈妈也能逐渐恢复独立成熟的心理状态了。[1]

---

[1] 唐纳德·温尼科特.卢林，张宜宏，译.婴儿与母亲［M］.北京：北京大学医学出版社，2016.

所以，在产后最初的一段时间里，妈妈大可不必因为自己的变化而过度担忧。如果妈妈相信这是一个自然的过程，完全可以顺利度过。当然，这时候爸爸的作用也非常重要。这不仅仅是因为爸爸在妈妈疲劳、困难的时候，可以最大限度地帮助妈妈补充好体能，而且他们还可以保护妈妈和宝宝不受外界和别人的打扰，保护母婴之间的亲情关系不被打断。因为母婴之间的这种亲情联结，正是育儿的精髓和本质。

　　另外，爸爸也应该在妈妈需要的时候，及时给予支持、安慰和帮助，使妈妈可以得到休息和调整，从而能重新回到宝宝身边。妈妈的怀中是完全依赖的宝宝，而背后则是随时给予支持的丈夫。

　　当然，除了宝宝本身，还有其他问题使妈妈感到焦虑。其中最突出的就是，原本的家庭结构因为小婴儿的降生而改变了。如果是第一个孩子，妈妈马上要面对的就是：原本是互相关注的两个人，都被小宝宝吸引了大部分的注意力。有时候妈妈会觉得自己不像过去那么重要了，甚至担心因为无暇整理形象而被丈夫嫌弃，或者会觉得丈夫帮不上忙，有时候干脆嫌弃丈夫打扰了母婴的平静。的确，两个人变成三个人，这是个很大的变化。有了小宝宝，父母之间就不再是简单的"你"和"我"的关系了，"他"的存在，成了父母关系的一种关联，一种新的考虑。[1]

每个家庭都会不同程度地调整关系模式，适应新的结构。前面我们说过，爸爸可以成为妈妈坚强的后盾和照顾宝宝的得力干将，但是也不能认为爸爸天生就可以做得很出色。要知道，妈妈经过十月怀胎，生理和心理都经历了双重变化，成为妈妈的时候，她已经经历了很长的准备过程。爸爸虽然陪伴妈妈怀孕的过程，但没有怀孕的亲身体验。妈妈一朝分娩，家里就多了一个小人儿，虽是大喜事，也会使爸爸感到很大的冲击。他们既高兴又紧张，初为人父往往有点不知所措。有时候，这种状况在宝宝出生后会持续很长一段时间。

不过，就同妈妈需要爸爸的帮助和支持一样，爸爸也同样可以通过妈妈的帮助更加成熟。比如，妈妈可以把自己照顾宝宝的经验分享给爸爸，或者在爸爸感到被排除在外时，给予鼓励和认可。虽然这么做有时候比亲力亲为地照顾宝宝还难，却可以让爸爸更愿意参与到育儿中，体验到价值感和责任感，同时也更能体会到妈妈的辛苦，让夫

---

[1] 唐纳德·温尼科特.魏晨曦，译.妈妈的心灵课——孩子、家庭和大千世界［M］.北京：中国轻工业出版社，2016.

妻双方都感受到彼此的配合和支持。这么看来,生养一个宝宝,其实是爸爸、妈妈、宝宝三个人的共同成长,如果处理得当,夫妻关系也会随之加深。

有时候,双方的父母还会过来帮忙,如果不是第一个孩子,还要面对大孩子和小婴儿之间的关系。这些变化都可能让妈妈变得焦虑,一时间感到混乱无力。不过,这些关系就如同亲密关系一样,不只会带来挑战,也会给妈妈带来支持和成长。

在身体方面,妈妈也会面临一些困难,诸如伤口的恢复、乳房和奶水的问题等,这些具体问题都可以求助专业人士以及有经验的亲友。不过在这个过程里,有时候妈妈们会感到受到"不友好"的对待。比如,可能会觉得医生护士,或是婆婆、妈妈对自己指手画脚,或是挑毛病,仿佛他们才是更合格的妈妈。这种感觉很让人恼火,但是妈妈们往往不愿面对自己这种感受,好像这样想会显得不礼貌或者太矫情了。其实,有这样想法的妈妈不在少数。

温尼科特认为,在产后初期,母亲很容易感受到身边有一个女人作为迫害者存在着,而且在妈妈身边帮助她的人有时候确实会无意之中表现出支配者的倾向。面对这种局面，可能会有很多解决的办法。但无论如何处理，有一点都是很重要的，那就是：作为妈妈，要知道这只是一种很常见的反应或关系，而且通常是暂时的，不管眼前这个"迫害者"带给你的感受多么糟糕，这种感受也只会在这一段特殊的时期打扰你而已。很快，不管是作为妈妈的实际照护感，还是作为妈妈的自我认同感，都会快速增长。到时候，其他人都不重要了，重要的是你和宝宝建立了爱的关系，他正在你的照顾之下健康地成长。

第七节
更年期心理健康

Q

人的一生是连续发展变化的过程。女性因为具备孕育功能，面临着更明显的生命阶段变化。更年期，一般指的是女性自然绝经前后的生理阶段，通常发生于 40 ~ 60 岁。更年期的"更"，是改变、改换的意思。在这段时间里，卵巢内的卵泡逐渐耗竭，导致女性的激素水平明显下降，引起一系列的身心变化，女性也由此从中年向不具生育能力的中老年转变。

这虽然不是疾病，但常常引起女性强烈的心理反应。在英语中，更年期"Climacteric"源于希腊语的"危机"一词，除了更年期，它还有转折点和危机期的意思。可见，这个变化过程对女性来说有着不小的挑战。

那么，更年期的心理困难，源于哪些方面呢？我们结合一位更年期女性的实际情况来看看。

江兰今年50岁，一年来月经不规律，动不动就觉得累，晚上却又失眠，经常潮热、大汗，健忘、烦躁也是常态。时不时就得去医院泌尿科、妇科就诊，虽不是大病，但她感觉非常影响生活。特别是自从医生告诉她，这些可能是更年期症状，她就更心神不宁了。她常安慰自己，儿子都上大学了，能不老吗？但是又想不通，怎么就到更年期了？变成老太婆的日子就在眼前了吗？照照镜子，感觉自己穿什么都不顺眼。工作上倒是轻车熟路了，没什么压力，但是这样就更觉得自己没有什么价值，下了班也不知道干点什么。看看老公，感觉他和四十多岁时没啥区别，于是更难以接受自己的变化……

如果你是一位正处在更年期的女性，那很可能会在江兰身上看到自己的影子。提到烦恼，更年期女性首先想到的就是身体的不适。前面我们说了，更年期是自然绝经的过程，但不是每个女性都能那么顺利地渡过。

由于激素水平的下降速度、波动程度以及各种敏感性的差异，有一些女性会体验到非常明显的症状，包括月经变化、潮热在内，还有很多，诸如头晕、头痛、心悸、关节痛以及泌尿生殖系统症状和精神心理症状。这些不适很容易使人焦虑，像江兰这样经常往医院跑也是常事。

　　有的女性担心自己得了严重的疾病，或者发现这些不适反复出现，好像一直不会结束。其实更年期的不适终究是一种生理现象，并不是疾病。如果担心合并有疾病，可以积极去医院检查，如果没有发现进一步的问题，就可以放松下来，把精力用在对症的治疗和自我照顾上。比如，保持规律的生活、劳逸结合、适当锻炼等。而且很重要的一点是，可以反观一下自己的内心，担心的是什么，害怕的是什么。

　　不难发现，很多时候处在更年期的女性非常地焦急：我怎么还不好？这些感觉什么时候才能消失？这样想的时候，往往内心有一种更深层的，但是不现实的想法，比如这些难受的症状将会持续下去。如果发现了这一点，就可以试着告诉自己，更年期是一个过程，因为处在不平静的变化中，才会有这些不舒服的感觉，但是随着转变的完成，身体将再一次稳定、平和下来，这些不舒服的症状就会逐渐减轻和缓解。

有些女性反观内心的时候会发现，除了对身体健康和不适感的担忧外，更害怕的是衰老。江兰的儿子已经上大学了，这本是件开心的事，但是在更年期的背景下，她会体验到岁月流逝的悲伤。所谓更年期，最根本的变更就在女性的生殖系统，女性将从一个富有生殖力的人，走向相对衰退的中老年。这可能会激起女性很大的焦虑，甚至把从孩提时深埋在内心深处的担心、害怕带回生活中。很多人因此而感受到对衰老，甚至对死亡的深深恐惧。

在一般观念中，人们常常以为，老年就是完全的衰退，走下坡路是唯一的方向。其实这样的想法失之偏颇。

德国著名发展心理学家保尔·巴尔特斯（Paul B.Baltes）和他的妻子玛格丽特（Margaret Baltes），在 1990 年创立了毕生发展心理学。他们认为，一个人的一生都在发展，并不仅限于儿童、青少年和中年、老年阶段。老年人和年轻人一样，也存在发展，存在获得与丧失。和年轻人相比，老年人虽然会逐渐经历更多的丧失，但是也一样有机遇。比如，身体的机能虽然在衰退，但是因为阅历的积累、经验的增长和人格不断地成长，老年人往往更有智慧，在很多活动中起到指导性、关键性的作用。老年人也可以通过继续学习，获得新的知识和经验，甚至因为更深厚的底蕴，更容易取得成果。我们俗话说的"家有一老如有一宝"，就是指老年人宝贵的智慧和人格魅力。

对更年期女性来说，身体的机能，特别是生育功能的确在衰退。表面看上去，女性丧失了生育功能、雌激素的保护，丧失了一部分健康、美貌和好身材，好像连女性气质也被削减了。但是如果反观自己的内心，更年期女性也会发现，活泼、温柔、爱美等特质并没有消失，只不过在丰富的人生经历中，增添了毅力、勇气、力量等心理品质。

还记得我们在说亲密关系时提到的吗？分析心理学的创始人荣格认为，人终其一生，都在努力将自身潜在的异性气质整合到人格中，使其变得完整。人们常说寻找"另一半"，其实找的不仅是生理上的配合，也是内心世界的互补。当然，人格的成长不仅仅依赖亲密关系。到了更年期，女性已经从过往的各种经验中获得了很多的异性气质，内心逐渐变得完整和成熟。而这往往是年轻女性无法企及的，也是过去的自己所缺少的。如果说在衰老的过程中，人除了丧失青春和身体的强健，还获得了什么，那就是内心的丰富和成熟。

像江兰这样的女性到了更年期，子女已经长大，工作上没有新的增长点，如果夫妻关系也变得平淡甚至疏远，就很容易感到失落，觉得自己没有价值。但同时，也有很多女性期待着更年期。她们会说，不用再来月经多省事，不用早起照顾孩子多轻松，没有工作重担就可以留更多的时间给自己，甚至对夫妻关系的态度也很随缘。她们觉得，自由是这个阶段最可贵的东西。

写这些内容的时候，我刚好在网上读到一位女性的故事，60多岁的她，每天健身，体形健美，着装大胆、时髦，到处旅行，旁人艳羡不已。但她也经历了从更年期的焦虑到享受老年生活的过程。她认为，往后最美、最年轻的一天，就是今天，与其担忧以后，何不抓住这宝贵的时光，做自己最想做的事呢？她真的这样去过每一天，每一个当下都变成了充实的过往。如果说，有什么能抵御对死亡的恐惧，那就是没有被辜负的日日夜夜了。

当然，并不是每一位女性都可以完全复制这样的生活。想达到满意的生活状态，最重要的不是形式，而是内心的体验。我有一位朋友，她的妈妈坚决拒绝帮她带孩子，她妈妈说，我辛苦了前半生，后半生要好好玩玩，哪怕就是散散步、发发呆，也要多给自己一点时间。然而另一位朋友，马上要退休了，她说其实自己特别喜欢小孩，年轻时一直忙工作，都没有好好享受过和孩子在一起，现在有小孙女了，退休后她要专门在家看孩子。

有人认为前面说到的妈妈太自私，也有人说后面说的这位奶奶太没有自我。作为女性，很容易被社会的评价所影响和裹挟，但是她们真实的感受只有自己知道。更年期的女性不仅处在身体的变化中，其实也面临着一个心理变革的机遇。

当女性不再为月经、生育所累，有了更多的能力、阅历和经济的积累，也许是时候去考虑，什么才是自己真正想要的生活。

在网络上，我们可以看到很多与众不同的中年、老年女性，她们只身自驾旅行，她们天天"撸铁"，她们开创新的事业，但并不是每个人都要去做那些令人叹服的大事情的。其实对生活的开放和理解是可以发生在时时处处的，也许是一个生活习惯的改变，一件从未敢尝试的衣服，一个新朋友。重要的是，将注意力真正转移到自己身上，理解自己、照顾自己。

可能会有一些女性朋友担心，这样的话我对别人又有什么价值？这样活着有什么意义？是的，在现实生活中，我们常被各种事务所拖累，习惯了做点什么去体现自己的价值，好像一定要为自己找到所谓活着的意义。但是人到中年，很多女性也会逐渐意识到，生活并没有既定的意义，所谓的价值和意义是由人来创造的。

前面的章节里我们曾讨论母亲和婴儿，我们说到所有的妈妈都不可能完美，都会犯错。但是婴儿总能长大，就是因为他有一个妈妈，仅仅是因为有一个妈妈存在，而不必特意去做多么优秀的事情。所以我们可以试着去体会，自己的存在本身，就是值得尊重的事情，而不必做到完美。我相信，每一位女性都曾为身边的人、为这个世界，留下有价值的、有形的或者无形的礼物。

在前半生，女性有很多身份：女儿、妻子、母亲、姐妹和朋友、下属或领导。这些身份，或许成功，或许受挫。但是来到更年期这样一个转变的时刻，也许最值得去做的，就是重新关注内在的自我，抛开那些或成或败的过去，理解和休整自己，向着新的人生下半程出发。

第八节
抑郁症如何治疗

从身体的保健，到亲密关系、孕产期、更年期的心理调适，我们已经讨论了很多。尽管如此，一个人也无法让自己永远轻松愉快，没有烦恼和忧虑。从人类诞生之日开始，抑郁症就伴随着我们。16世纪的英国学者罗伯特·波顿（Robert Burton）曾这样描述"忧郁"（抑郁症）体验："如果人间有地狱的话，那么在忧郁症患者心中就可以找到。"可见在人们心中，抑郁症有多么可怕。

在我国，智慧的古代人很早就对情感的异常变化进行了大量和持久的治疗实践。传统医学将这类现象归于情志病，并认为与人的躯体疾病相关。现代医学也越来越关注人的身心协调统一，这也是本书将心理健康列入其中的原因。

多种原因使得女性患抑郁症的概率是男性的两倍。这可能与女性的内分泌特点和不平等的社会地位有关，而女性普遍较男性更容易表达抑郁和求助，也导致女性抑郁症状相关报告较多。作为普通女性，不难想象，在青春期、孕产期、更年期的阶段，在两性之间、工作中、社会活动中，都不乏困难和危机，使人容易陷入低落的心境。

不过，是不是只要觉得难过或者悲伤，就是得了抑郁症呢？要回答这个问题，我们得从以下几个方面来了解抑郁症。

首先，我们看看抑郁症的症状有哪些。

情绪低落、兴趣减退和快感缺失是抑郁症的核心症状。具体可以表现为开心不起来、愁眉苦脸、难过易哭、悲观绝望，以及提不起兴趣、体验不到幸福愉快等。抑郁症患者至少存在其中一种突出的症状，还会伴随焦虑、自责等体验。

抑郁症也会影响认知功能，不少患者会感到记忆力差、注意力不集中、反应慢等，常常还伴有"三无"症状，感到无用、无助与无望。

严重的抑郁症还可伴有精神病性症状（幻觉、妄想等）、行为紊乱、自杀等。

除了心理方面的表现，抑郁症还表现在躯体方面，比如睡眠紊乱、食欲下降、体重减轻和精力丧失。还有很多患者会出现各个系统的身体不适：心慌、胸闷、头疼、胃肠不适、出汗、尿频、肌肉酸痛、乏力、视力模糊等。

那么，出现了以上这些症状，就可以说一个人得了抑郁症吗？其实抑郁症不光要看有什么表现，还要看症状有多严重，以及持续了多长时间。

前面我们说到过，在孕产期、更年期，都会有一些情绪的波动，其他的生活琐事也容易诱发沮丧、悲伤等情绪，比如失恋、疾病、事业受挫、亲人去世，等等。在这里，应该明确一点，人都是有七情六欲的，如果遇到刺激或创伤性的事件，人就会有负面的情绪。这是正常的心理功能。

小云刚刚大学毕业，她的父亲因为意外事故突然去世了。小云听到这个消息后非常震惊，继而悲痛万分，一连几天不怎么吃东西，晚上失眠，总是流泪。一时间觉得什么都不想做了，一切都没有意义。

那么小云是得了抑郁症吗？如果说一个人的父亲去世了，还轻松得像什么都没发生一样，那才是出了问题。因此，在短时间内，比如一周内，情绪低落是正常的情感反应。随着时间的推移，事件的变化发展，生活继续向前，负面的情绪也从产生、发展，到持续一段时间，再逐渐自然消减。

但是，如果负面情绪突出，涉及的症状比较多、比较重，或者持续的时间过长，超出了一般常见的情绪反应，就应该引起注意了。比如，小云的症状中要是出现了幻觉、行为紊乱、自杀行为等，并且各种症状叠加后影响到了正常生活，无法工作、学习，基本的休息不能保证，特别是时间持续超过两周，就应高度警惕，及时到精神科就诊。

说到精神科，可能会让人避之不及。其实抑郁症已经成为一种常见病。根据 2021 年 10 月，北京大学第六医院黄悦勤团队基于中国精神卫生调查（CMHS）的数据，对国内抑郁障碍患病率的调查研究，发现我国社区成年女性抑郁症的加权终生患病率为 8.0%。其中并未包括那些经历较短抑郁状态，但没有达到诊断标准或没有就医的情况。也就是说，有将近十分之一的女性曾受到抑郁症的困扰。因此没必要因为抑郁情绪或者抑郁症觉得羞耻和低人一等。

近年来，人们对心理健康的关注不断提升，大家也越来越能接受，人的心理和身体一样，也会运转不良，需要调整。不管是精神专科医院，还是综合医院的精神科，越来越多受抑郁情绪困扰的患者前来就诊。

不过，我们刚刚说了，心情不好并不一定就是抑郁症，医生会经过一系列诊疗工作做出最终诊断。首先，医生会详细询问存在的症状、既往的病史和治疗、此次发病的过程以及相关的社会心理背景等。和其他专业的问诊不太一样，精神检查涉及的方面非常广泛，特别是第一次就诊，需要对患者生活的方方面面仔细地了解，才能相对准确地评估是否患病或者病情的严重程度，患者应该诉说自己的内心体验。有时候，作为患者，甚至会感觉经过精神检查，对自己更加了解了。

其次，医生会通过一些心理量表作为参考和补充，进一步评估病情。

此外，还要进行一些必要的身体检查。因为很多躯体疾病都有可能伴随着精神症状，医生会详细了解与躯体相关的症状，并进行基本的和针对性的检查化验，来排除躯体疾病。对于需要药物治疗的情况，在充分了解身体状况的基础上选择药物也非常重要。

像前面说的，诊断抑郁症有一套专门的诊断标准，不能完全依据个人感受来做判断。也许自己看来不得了的情形，经过医生的判断是小问题；但有些时候，自以为是小问题，医生却建议进一步治疗，这时候，难免又会让人感到担忧和害怕了。那么抑郁症的治疗有哪些方法呢？

抑郁症的治疗通常有三个部分：药物治疗、心理治疗和物理治疗。

药物治疗

在我国，目前最常见的治疗方式是药物治疗。

药物治疗简单直接，患者往往可以获得类似躯体疾病的治疗体验。如今的精神科药物比过去电影中表现的安全多了，作为患者，像治疗躯体疾病一样，遵医嘱服用药物即可。

精神科药物的使用通常需要较长的周期。但这并不是说抑郁症很难治，很长时间好不了，而是需要相对缓慢地加量和相对长期地维持。

也就是说，药物治疗抑郁症需要小剂量起始，逐渐调整剂量，而且不能像退烧药那样，烧退即可停药。当症状缓解后仍然需要维持一段时间的治疗，之后再酌情减药，这样有利于减少复发。在精神科门诊，我们会看到一些状态很好的患者来开药，他们可能就是处于维持治疗阶段的患者，每次来看病花费几分钟就够了。

心理治疗

有人戏称心理治疗为"话疗"，但这又不是普通的聊天。

心理治疗流派和遵循的理念繁多。概括地说，心理治疗是使用人际关系，基于一定的理论和技术，通过特定的形式（多以谈话为主），去激发或调动患者的动机和潜能，以消除或缓解心理问题与障碍，并促进人格发展与成熟的一种治疗方式。

在我国，心理治疗的体系还不成熟，但已经有越来越多的医院将心理治疗纳入了系统治疗。

对于很多患者来说，心理治疗是不可或缺的。简单地说，药物可以改变症状，但无法改变一个人的环境、经历和性格，为求得更稳定的康复，就需要在内心层面进行调整。

心理治疗与药物治疗并不冲突，也不能完全相互替代。相反，对有些患者来说，两种方法联合治疗是非常必要的。

物理治疗

除了药物治疗和心理治疗，一部分患者也适合物理治疗，主要包括安全无痛、疗效确切、得到广泛应用的电休克治疗，以及仍在研究发展中的重复经颅磁刺激、脑深部刺激术和经颅直流电刺激。

特别要说明的是，孕产期、更年期的抑郁情绪，往往会被身体的剧烈变化掩盖。有些女性朋友觉得，情绪不好是这些特殊时期的必然反应，没有必要也没有办法去缓解。但是，即使是身体原因造成的抑郁表现，也可以通过使用抗抑郁药物得以改善，减轻对生活的影响。何况，在成为母亲前后、绝经前后，女性有很多的社会心理和个人议题需要处理，在心理方面也需要及时地调整。因此，在任何阶段和身体条件下，如果抑郁情绪超出了一般水平，或者自感影响生活，都应该及时就诊进行鉴别和处理。对于妊娠状态、哺乳状态或同时治疗其他疾病的情况，也不要在内心纠结害怕，应该将实际情况告知医生。虽然有些情况会使药物的选择受到一些限制，但是结合不同的具体情况，仍有可能与医生共同商议出个体化的治疗方案。

英国当代作家戴维·M.巴尼特（David M. Barnett）在《曼城日与夜》（*The Handover*）中说："在某种程度上，每个人都是破碎的，有时严重，有时轻微。在某种程度上，我们都可以修复自己，还有其他人可以帮助我们。"抑郁情绪有时只是深埋内心的声音，而抑郁症也不是无法逾越的阻隔，希望每一位身处困难中的女性都可以勇敢地面对抑郁症并求助，永远怀揣希望。[1]

---

[1]　陆林，沈渔邨．精神病学（第6版）[M]．北京：人民卫生出版社，2018.

附：黄汉源疑难问题解答

乳腺增生会变成癌吗？它与乳腺结节有什么区别？

乳腺增生是对乳腺组织的生理和病理状态的描写，超声影像下可以表现为乳腺结构紊乱，病理上表现为乳腺导管增厚，腺体增多，跟机体的内分泌环境有点关系。所以乳腺增生在青春期、孕期都是自然的状态，并不是疾病，并且很普遍。

乳腺增生时乳腺会有胀痛，临床上可触及发现乳腺不如平时柔软。乳腺增生和月经周期及情绪因素有关，所以建议大家保持平和的心理。

有些女性朋友经常看到"乳腺增生变成癌"的报道。这种报道有夸大实情的可能，但主要原因还是这些患者在发现乳腺病变时，并没有做包括彩超、钼靶、核磁及穿刺在内的全面的评估，就认定自己患有乳腺增生。所以说，乳腺增生不能是体检医生、影像学医生和中医医生仅凭单一症状或体征诊断的，患者应寻求乳腺专科医生进行综合评定，并且要进行规律复查。

乳腺结节也是一个广义的说法，如果出现摸不到的或者临床上不确定的肿瘤，临床医生常使用结节来描述，这也是为了缓解患者的焦虑。所以结节可以指代很多疾病，包括癌、纤维腺瘤、乳腺增生或者乳腺囊肿。

乳腺增生到底要不要治疗？

乳腺增生如果无临床症状且已排除其他疾病，可以定期观察。如果乳腺增生结节很硬、数量很多，这种情况下需要给予药物治疗，中药对于治疗乳腺增生还是非常有效的。在治疗前要进行病理诊断，治疗中要进行彩超和钼靶复查。患者应注意保持心情舒缓，生活规律。在进行中药贴敷治疗时，要注意温度不要过热，避免烫坏皮肤或遗留色素沉着。不推荐乳腺按摩。

影像学检查提示乳腺钙化是什么情况，有可能是癌吗？

因为经常听到患恶性肿瘤的女性超声或钼靶提示有钙化形成，所以人们对乳腺钙化有误解，认为有乳腺钙化就是癌。其实钙化不代表癌。

一般粗大的钙化是良性的影像学表现，但是有一种钙化一定要小心，就是簇状钙化。簇状钙化表现为在小范围内有数十个点，就像撒了一小把细小的沙砾，在乳腺 X 线摄像（钼靶）上显示得很清楚，这种影像学表现提示乳腺恶性肿瘤的可能性极大。这时，要进行全面评估，尽早获得病理学诊断。

怎么更早发现女性乳腺疾病？

我刚上班的时候，正值 20 世纪 60 年代，那时没有普及钼靶、彩超检查，诊断乳腺疾病主要依赖医师的手诊，即触诊，来判断乳腺疾病。所以那个时候乳腺疾病确诊得都很晚。

现在，我建议女性朋友关注乳腺健康。想要更早地发现乳腺疾病，就要做到两点：学会乳房自检，以及规律进行乳腺体检。

乳房自我检查很重要。在坐位或者躺位时，女性对自己的乳房进行触诊。不要用手去抓乳腺，而是手指的指腹头放平在乳房上触诊或者滑动。需要把乳腺的内上、内下、外下、外上象限和乳晕区都检查到，并轻轻挤压乳头看看有无溢液。如果有局部疼痛、可疑肿块、乳头溢液要尽快去医院就诊。但是乳房自检不能替代专科医生的查体和进行乳腺超声，以及钼靶检查。

乳腺癌手术之后，还要做哪些治疗？

乳腺癌需要根据病理采用手术、化学治疗、靶向治疗、内分泌治疗及放射治疗等个体化的精准治疗。乳腺癌术后的化学治疗及放射治疗也叫辅助治疗。化学治疗方案和周期数要结合病理来选择。之前大家谈到化疗总是想到电视节目上掉头发、恶心、呕吐的画面，其实随着现在药物的更新迭代及辅助药物的应用，副作用已经减少很多，患者可放心进行化疗。放射治疗主要依据有无腋窝淋巴结转移而决定是否进行。靶向治疗要比化学治疗副作用小很多，并且治疗价格也在下降。内分泌治疗一般是使用口服药物，副作用很小。治疗方案要由专科医生制定，并且要注意进行复查明确疗效。

得了乳腺癌还能活多久？

癌症的治疗效果医学上用患病后 5 年是否存活来统计，这个叫 "5 年生存率"。早期乳腺癌预后特别好，5 年生存率达 90% 以上；而晚期乳腺癌尤其是三阴性乳腺癌，出现脑、肝脏的转移这种情况生存率就明显缩短了。但现在出现了免疫治疗等一些新型的治疗手段，晚期乳腺癌也获得了很不错的治疗效果，要保持良好的心态积极进行治疗，虽然不能像治疗早期乳腺癌那样彻底清除肿瘤，但要接受与癌共存。

怎样简单地进行乳腺癌分期？

一般乳腺癌，肿瘤直径在 2 cm 以下，同时淋巴结没有转移，这种情况下就是早期乳腺癌。如果肿瘤直径超过 2 cm，但小于 5 cm，就是二期乳腺癌。肿瘤直径超过 5 cm，就是三期乳腺癌。

另外，还要结合淋巴结转移的情况。乳腺癌肿块不大，但如果有淋巴结转移，这是二期乳腺癌，或者淋巴结转移数量增多，分期就更晚。但是这时乳腺癌仍可以治疗，淋巴结有转移在手术治疗之后要进行放疗。如果淋巴结已经转移到锁骨上，就叫远处转移了。

遇上乳腺结节怎么办？

如果有乳腺结节，一定要尽早请临床医生判断，并进行全面的检查。检查可以选择彩超或钼靶，必要时进行核磁检查，初步判定结节的性质。如果倾向于良性，但结节较大，也建议手术切除。如果临床考虑存在恶性的可能，结节虽然很小，也要进行病理检查及针对性的治疗。如果是多发的结节，并且临床考虑为良性可能性大，也没有肿瘤家族史，建议临床观察，定期进行乳腺超声。

通过上面的分析，乳腺结节是否做手术取决于三个方面：

（1）结节的性质决定是否手术。有些结节很小，甚至直径不到 1 cm，但超声、钼靶影像学显示结节的形态不规则、有丰富的血流信号，初步印象为 4 类，这种情况下就需要做手术。

（2）结节的大小及位置决定是否手术。有的结节考虑是良性，但是结节较大，或在乳晕区，最好进行手术切除，主要考虑结节不可能消散，而且在哺乳期可能存在对哺乳的影响。

（3）结节的变化决定是否手术。在复查时，如出现乳腺结节增大、结节边界不清楚、血流或者腋窝淋巴结肿大，要尽早进行病理检查，及时进行手术治疗。

备孕期间，乳腺结节可以做手术吗？

乳腺手术创伤比较小，建议在怀孕前进行治疗。这是因为体内激素环境变化会促使结节较快增长，如果在孕期和哺乳期发现乳腺有可疑的结节，需要进行手术处理，就存在进退两难的情况。例如，孕期要考虑乳腺手术对胎儿的影响，哺乳期要决定回乳的情况。所以，建议备孕前进行体检，若需要处理，时间也要选在备孕前。

乳腺结节可以进行药物治疗吗？

乳腺结节通过药物治疗能否根治，这取决于结节的性质。如果是良性的纤维腺瘤，吃药是消除不了的，只有通过手术才能治疗。如果是炎症，通过药物治疗后，肿物在短期内就能变软消退。乳腺结节如果是乳腺增生，药物治疗也会有一定的效果。但是结节如果是乳腺癌，单纯药物治疗则会延误治疗。

乳腺疾病进行按摩有用吗？

乳腺按摩一定要慎重，作为乳腺科医生，不建议进行"乳腺按摩"及"淋巴疏通按摩"，这些不是治疗和养生的方式，而是对乳腺"外伤样"的伤害。模拟孩子哺乳的方式在乳晕区进行挤奶，能够解决堵奶的情况，也必须是严格评估和追踪下才进行的，其他情况下还是要慎重进行乳腺按摩。如果是恶性肿瘤，按摩有可能造成扩散。如果是乳腺炎症，按摩会引起炎症的加重。

怀孕期间，乳腺出现疾病怎么办？

如果怀孕期间出现乳腺疾病，要看疾病的性质及发病速度。如果是炎性疾病，比如浆细胞性乳腺炎、肉芽肿性乳腺炎，这类疾病是需要及时治疗的，甚至要进行手术治疗。如果是新发的乳腺肿物，怀孕期间手术有可能会引起早产、流产等，所以先进行相对安全的乳腺穿刺进行诊断。

如果不幸确诊是恶性肿瘤，这时要进行多学科会诊，请乳腺外科、肿瘤科及妇产科医生一起进行会诊，对疾病进行综合评价，选择最佳的治疗方案。通常根据孕妇和家庭的商议，可以有以下两种选择：一个是继续妊娠，在产科医生的协助下，进行乳腺癌的手术治疗，待胎儿达到可以生产的孕周，进行剖宫产，胎儿产出后再进行化学治疗等方法；另一个是终止妊娠，进行乳腺癌的综合治疗。

怎样读懂乳腺报告？

乳腺彩超和乳腺 X 线摄影（钼靶）报告包含对肿物的描述和结论，这个结论临床上称为"印象"，在这里会有图像的分类。一般来说，临床上的肿物在影像学分类上可为 6 类。

BI-RADS 4 类的肿物主要看肿块是否规则、肿块有无钙化、肿块血流是否丰富。BI-RADS 4 类肿物表示有可能恶性，建议考虑病理学诊断及手术治疗。BI-RADS 2 类和 3 类不一定要做手术，基本上可以确定为良性的，要看肿物的大小和生长情况。BI-RADS 5 类临床表现基本可以定为乳腺恶性肿瘤。BI-RADS 6 类是病理学已经证实是乳腺癌，正在进行治疗。

每次来月经前，乳房都疼，会是肿瘤吗？

这种情况大多数是乳腺增生引起的，这种因月经周期引起的周期性疼痛和变化的乳腺质韧结节，并不是肿瘤。所有的肿瘤，疼痛均不是首要症状，只有在肿瘤比较大、快速生长引起皮肤及皮下组织浸润时才会引起疼痛，或者肿瘤向腋窝、肝脏、胸膜及骨的转移才会引起相应部位的疼痛。

月经前乳腺的胀痛，也需要进行乳腺超声检查，可以尝试进行药物治疗，多数情况下疼痛会得到缓解。

乳腺检查哪种手段最实用和有效？

目前，乳腺检查的手段有很多，无创检查是彩超、钼靶；有创检查是核磁、PET-CT 及乳腺病理学穿刺，前两者需要在检查时注射造影剂。

一般来说，彩超是最普通、最实用、最经济的方式。彩超检查当时就可以出结果，它没有辐射，而且对患者没有任何伤害，一年做几次都可以。

钼靶检查有一定的限制，年龄小，还未生育过的女性因为腺体量比较多，影像不突出，所以不建议做钼靶。钼靶的射线有一定伤害，一般一年不能超过两次，如果是治疗和复查需要，这个放射线的剂量是可以忽略的。

乳腺核磁等其他检查需要在专科医生的建议下选择，相对于前两种，它的费用较高，所以不用做筛查，仅用于诊断需要。病理学检查是金标准，其他检查只是考虑为良性或者恶性疾病，但是病理穿刺尤其是组织学穿刺是可以对肿物进行明确诊断的。

如何判断结节是良性还是恶性？

在我工作初期，因为没有现在这么好的辅助检查的条件，肿瘤良、恶性的判断基本靠手诊。恶性肿瘤一般表现为肿块硬、不规则、肿块与皮肤粘连，活动度小。如果肿瘤侵及了乳腺的韧带，会在皮肤上形成一个小凹陷，类似于面部的笑靥，医学上的术语叫作"酒窝征"。观察时只要轻轻把乳房托起就能看得更清楚。还有就是乳腺皮肤出现像橘子皮样的水肿，叫作"橘皮征"。

现在在进行彩超检查时发现肿块不规则、具有明显的血流信号、角状突出，会首先要考虑是恶性肿瘤。在钼靶检查中，包块本身不规则，同时伴有簇状钙化和毛刺征，基本就会考虑恶性。

现在的穿刺技术也比之前好，可以在超声下引导进行活检腔的穿刺，也可以在钼靶下进行定位穿刺钙化区域，甚至还可以在核磁下定位。

我们生活在万象更新的新时代，我们每个人都要有战胜疾病的信心，一切向阳，沐浴希望。